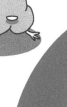

語源
図解

からだと
健康の
英単語

清水建二 著

植村健司・丸山洋二郎 監修

すずきひろし・よねやまゆうこ 絵

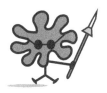

講談社

はじめに

　医学英語の歴史は遠く古代ギリシャに遡ります。医学の父と呼ばれたヒポクラテスやその弟子たちは医学に関する書物を母国語である**ギリシャ語**で多く残しました。その後、ローマ帝国時代の繁栄期に古代ローマ人は自らの言語である**ラテン語**とともにヒポクラテスの書物などを通して、ギリシャ語を取り入れながら医学をさらに発展させていきました。

　14世紀〜16世紀にかけて、いわゆる文芸復興（ルネサンス）が西ヨーロッパに広まりますが、その後19世紀には自然科学の目覚ましい発達を遂げることになります。医学界でもたくさんの新しい発見がなされ、新たな語も造られることになりますが、大半は古代ギリシャ語とラテン語をもとに同時並行的に英語化されることになりました。このため、**現代の医学英語には古代ギリシャ語由来とラテン語由来の語が併存しています**。

「ラテン語とギリシャ語由来の医学英単語」

　たとえば、「乳房」を表す語に、mammo（ラテン語）とmasto（ギリシャ語）の2つの「語根」があり、前者はmammography（マンモグラフィー）、mammary（乳房の）、後者はmastectomy（乳房切除術）、mastoid（乳頭様の）のように

使われることになります。

　同様に、数字の1を表すmonoとuniも前者がギリシャ語で後者がラテン語に由来し、monocyteなら「単核細胞」に、unicellularなら「単細胞の」のように使い分けられます。

「語源学習法の利点」

　従来の**語源学習法**は以下に示すように、一つの単語を「接頭辞」（単語の方向や位置、否定、強調などを表すもの）＋「語根」（単語の意味の中核をなすもの）＋「接尾辞」（単語の品詞を決めるもの）に分解し、それぞれを組み合わせることで、その単語の持つ意味を類推しながら単語を覚える学習法です。この方法で学習すれば、**長期間にわたって記憶を定着させることができるだけでなく、未知の単語の意味も類推することが可能になります**。例えば、prenatalとantenatalという単語がありますが、これは次のように分解することができます。

英単語	接頭辞	語根	接尾辞
prenatal antenatal	pre（前に） ante（前に）	nat （生まれる）	al （形容詞）

ここから、それぞれの単語は「出生前の」とか「出産前の」という意味を持つことがわかります。語根のnatに「生まれる」とい

う意味があることは、「自然」のnature、「自然の」のnatural、「その土地で生まれた」のnativeなどの単語をご存知の方なら容易に覚えることができるでしょう。さらに、接頭辞をneo（新しい）やpost（後の）に代えて、neonatalなら「新生児の」に、postnatalなら「出生後の」などと**連想式に覚えていく**ことができます。

英単語	接頭辞	語根	接尾辞
neonatal （新生児の） postnatal （出生後の）	neo （新しい） post （後の）	nat （生まれる）	al （形容詞）

　しかし、この学習法にもひとつ難点があります。語源学習法は、主に文字を通してのみの暗記になるため、単調になりがちで、継続して学習するにはある程度の根気が必要となる点です。そこで私がお勧めするのが**イラストを利用した語源学習法**です。主に左脳に頼る語源学習も**右脳を使うこと、つまり視覚を使うこと**によって、より刺激的に長期間記憶にとどめることができるようになるのです。このことは、**すでに多くの脳科学者によって立証されています**。

　拙著・「英単語の語源図鑑」（共著・かんき出版）は、語源の解説だけでなく、取り上げた全ての単語にイラストをつけたこと

が多くの英語学習者を惹きつけ、現在に至るまで**60万以上の人たち**に愛読されています。「イラスト＋語源学習法」が英単語学習法の中で最も優れたものであることを裏付けているものと自負しております。

「医学英単語に語源学習法が最適のワケ」

語源学習法は日常的に使われる英単語の暗記よりも、**まさに医学英単語の暗記に適しています。**なぜなら、日常英会話で使われる単語の中には語源で覚えても意味のないものや、そもそも語源が明らかでないものが結構あるのに対して、医学英語は極まれなケースを除けば、ほとんどが**ラテン語か古代ギリシャ語に由来**しているからです。ちなみに、本書の「語源ノート」に、**印欧祖語**という言葉が頻繁に出てきますが、これは英語を含めて、ラテン語やギリシャ語の元になったと言われる仮説上の言語のことです。

さらに、医学英単語の多くは、以下に示すように接頭辞と接尾辞の位置にくるものが語根の役割を果たしています。つまり、異なった語根同士をつなぎ合わせるだけで、**どんどん新しい単語を造り出すことができる**のです。例えば、melanoblastomaという単語を見てください。

英単語	接頭辞	語根	接尾辞
melanoblastoma	melano （黒い）	blast （芽細胞）	oma （腫瘍）

　ここから、melanoblastomaが「黒色芽細胞腫」という意味になることがわかります。このように、**医学英単語は語根がいくつも重なって一つの単語を作ることができる**、という点で通常の語源学習と異なります。ちなみに、melanoblastomaはblastをとって、melanomaとすれば「黒色腫」の「メラノーマ」、omaをとって、melanoblastなら「メラニン芽細胞」になります。melano（黒い）の語根も持った単語には、melanin（メラニン）、melanosis（黒色症）、melanocyte（メラニン細胞）、melanoderma（黒皮症）、melancholia（うつ病）などがあります。要するに、語根の意味を覚えれば覚えるほど、医学英単語の数を**ほぼ無尽蔵に増やすことができる**のです。

「本書の特徴とターゲット」

　本書の特長は、接頭辞を含めた**約１５０個の語根**を覚えることにより、その組み合わせで膨大な数の医学英語を習得することができる点にあります。しかも、その１５０個の語根については、**イラストを使いながら視覚に訴える**のと同時に、**なじみのある単**

語を取り上げながら語源の解説をしているので、**楽しく容易な学習が可能**となっています。

　本書のメインターゲット層は、**医学部を志望する学生、医学生、看護学生、現職の医師や看護師など医療関係者ですが、一般の英語学習者の方々にも是非読んでいただきたいと考えています。**本書には日常会話で役に立つ単語が非常に多く含まれています。例えば、「胃」を表すgastr(o)を使った単語に、「胃炎(gastritis)」、「胃潰瘍(gastric ulcer)」、「胃痙攣(gastrospasm)」、「胃拡張(gastrectasis)」、「胃下垂(gastroptosis)」、「胃カメラ(gastroscope)」、「胃痛(gastalgia)」などがありますが、これらの単語は私たちの日常会話には欠かせないものです。一般の方々にも医療英単語の習得によって、会話の幅を是非広げて行ってほしいと願っています。

　最後になりますが、本書の出版に当たり、現役医師として超多忙な日々を送られているにもかかわらず、今回の企画に多大なる関心を示していただき、監修を快諾していただいた植村健司先生と丸山洋二郎先生に感謝の意を表したいと思います。

２０２０年　清水　建二

CONTENTS

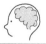

序 章　接頭辞編　　　　　　　　　16

第1章　体の部位編　　　　　　　29

01　**arthr(o)** ＝関節　　　　　30

02　**cephal(o)** ＝頭　　　　　32

03　**cerebr(o), cerebell(o)** ＝大脳、小脳　　　34

04　**chondr(o)** ＝軟骨　　　　36

05　**cost(o)** ＝肋骨　　　　　38

06　**dent, odont** ＝歯　　　　40

07　**derm** ＝皮膚　　　　　　42

08　**encephal** ＝脳　　　　　44

09　**gloss** ＝舌、言語　　　　46

10　**mamm(o), mammill(i), mast(o)** ＝乳房、乳頭　　48

11　**nas(o)** ＝鼻　　　　　　　50

12　**ocul(o)** ＝眼　　　　　　52

13　**onych(o)** ＝爪　　　　　　54

14　**op(t), op(s)** ＝眼　　　　56

15　**oste(o), ossi** ＝骨　　　　58

16　**pod, ped** ＝足、小児　　　60

17　**rhin(o)** ＝鼻　　　　　　62

18　**stomat(o)** ＝口　　　　　64

19　**tympan(o)** ＝鼓膜、鼓室　　66

20 **vertebr(o)** ＝椎骨　　68

第2章　内臓編　　71

21 **chole, cholecysto, cholangio** ＝胆汁、胆のう、胆管　72

22 **colon(o), col(o)** ＝大腸、結腸　74

23 **duoden(o)** ＝十二指腸　76

24 **enter(o)** ＝腸　78

25 **gastr(o)** ＝胃、腹　80

26 **hepat(o)** ＝肝臓　82

27 **nephr(o)** ＝腎臓　84

28 **phage, phagia, phagy, esophag** ＝食べる（こと）、食道　86

29 **pylor(o)** ＝幽門　88

30 **rect(o), proct(o)** ＝直腸　90

31 **ren(o), renal** ＝腎臓　92

第3章　循環器編　　95

32 **angi(o)** ＝血管　96

33 **arter(i), aorta** ＝（大）動脈　98

34 **bronch(o)** ＝気管支　100

35 **cardi(o)** ＝心臓、噴門　102

36 **hemo, hemato** ＝血液　104

37 **lymph(o)** ＝リンパ　106

38 **pneu, pneum(o), pneumat(o)** ＝空気、呼吸、肺 108

39 **vas, ves** ＝血管、管 110

第4章　泌尿器編 113

40 **cyst(o)** ＝膀胱 114

41 **embry(o)** ＝胎芽、胎児、胚 116

42 **hyster(o)** ＝子宮 118

43 **men(o)** ＝月経 120

44 **metr(o)** ＝母、子宮 122

45 **orchi(do)** ＝睾丸 124

46 **ova, ovar(i), oophoro, oo** ＝卵、卵巣 126

47 **uri, ure, uria** ＝尿 128

48 **vagin(o)** ＝膣、鞘 130

第5章　症状編 133

49 **acid(o), acu** ＝酸、尖った 134

50 **acro** ＝先端 136

51 **astr(o)** ＝星 138

52 **hidro, hydro** ＝水、汗 140

53 **kerat(o)** ＝角 142

54 **kine** ＝運動 144

55 **leuk(o)** ＝白い 146

56 **malacia, malaco**＝軟化、軟らかい 148

57 **mega, megalo**＝巨大な 150

58 **melan(o)**＝黒い 152

59 **narc(o)**＝昏睡、麻酔 154

60 **necr(o)**＝死、死体 156

61 **path(y)**＝病気、障害、疾患 158

62 **psych(o)**＝心、精神 160

63 **scler(o)**＝硬い 162

64 **spasm(o)**＝痙攣 164

65 **ster(o)**＝固体、固い 166

66 **tend(o), ten(o)**＝腱 168

67 **therm(o)**＝熱 170

68 **tropho, trophy**＝栄養 172

69 **-algia, -alges**＝痛み 174

70 **-cele**＝体腔、腫れ、ヘルニア 176

71 **-emia**＝血症 178

72 **-esthesia**＝感覚、知覚 180

73 **gen, -genic, -genous, -genesis**＝種、生まれる 182

74 **-itis**＝炎症 184

75 **-penia**＝欠乏症、減少症 186

76 **-philia, -phile**＝愛 188

77 **-phobe, -phobia**＝恐怖 190

78 **-ptosis**＝下垂症 192

79 **-tony, -tonia, tonic** ＝緊張症   194

80 **-tropic, -tropia** ＝向かう、回転、斜視   196

第6章　物質編   199

81 **blast(o)** ＝芽、胚   200

82 **carcin(o)** ＝癌   202

83 **cell** ＝細胞   204

84 **cyt(o)** ＝細胞   206

85 **fibr(o), fibrino** ＝線維   208

86 **(ga)lact(o)** ＝乳   210

87 **glyc(o), gluc(o)** ＝糖、甘い   212

88 **lip(o)** ＝脂肪   214

89 **lith(o)** ＝石   216

90 **myc(o), mycot(o)** ＝真菌   218

91 **my(o)** ＝筋   220

92 **neur(o)** ＝神経   222

93 **onco** ＝腫瘍   224

94 **some, somat(o)** ＝体   226

95 **tox** ＝毒   228

96 **-coccus** ＝菌   230

第7章　手術編

233

97	**plasia, plasm, plasty**＝形成	234
98	**-centesis**＝穿刺	236
99	**-ectomy**＝切除、摘出	238
100	**-gram, -graph, -graphy**＝記録図、記録計、記録術	240
101	**-scope, -scopy**＝検査法、鏡	242
102	**-tomy, -tome**＝切開	244

カバーデザイン／本文デザイン：和全（Studio Wazen）

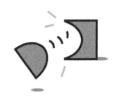

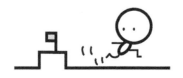

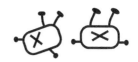

序　章

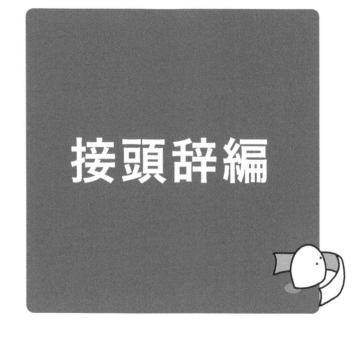

接頭辞編

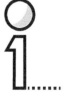

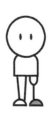

1......

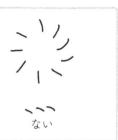

ない

a- ＝ない

arrhythmia	不整脈
abiotic	非生物の
atopy	アトピー
apathy	無気力症

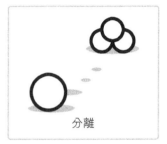

分離

ab- ＝分離

abnormal	異常な
abarticulation	脱臼
absorb	吸収する
abortion	流産

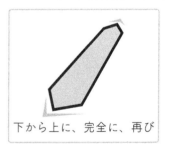

下から上に、完全に、再び

ana- ＝下から上に、完全に、再び

anaphylaxis	アナフィラキシー
analysis	分析
anabolite	同化産物
anaplasia	退形成

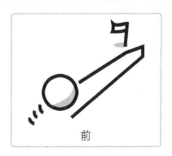

前

ante- / antero- ＝前

antenatal	出産前の
antepartum	分娩前の
anteflexion	前屈
anteposition	前位

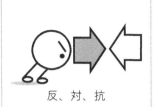

反、対、抗

anti- ＝反、対、抗

antibody　　　抗体
antibiotics　　抗生物質
antiseptic　　　防腐剤、消毒剤
antiserum　　　抗血清

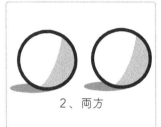

2、両方

bi- / di- / diplo- ＝ 2、両方

biceps　　　　二頭筋
bifocal　　　　二重焦点の
diplegia　　　　両麻痺
diplocardia　　二心臓体

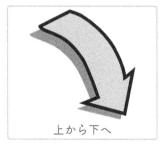

上から下へ

cata- ＝上から下へ

cataract　　　白内障
cataplexy　　　脱力発作
catalepsy　　　強硬症
catabolism　　異化作用

分離、脱

de- ＝分離、脱

dehydrate　　　脱水させる
depression　　うつ病
detect　　　　探知する
deamination　脱アミノ反応

17

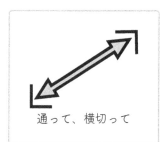

dia- =通って、横切って

diabetes	糖尿病
diagnosis	診断
diagram	図表
dialysis	透析

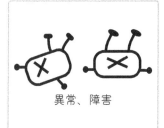

dis- / dys- =異常、障害

disease	病気、疾患
dislocation	脱臼
dysentery	赤痢
dysfunction	機能障害

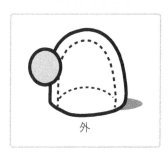

ecto- =外

ectoderm	外肺葉
ectocrine	外分泌
ectoenzyme	細胞外酵素
ectopia	偏位

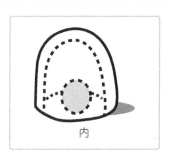

endo- / ento- =内

endoderm	内胚葉
endogenic	内因性の
endocrine	内分泌の
entocele	内ヘルニア

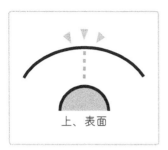

【epi-】＝上、表面

epigastric	上腹部の
epidemic	風土病
epiglottis	喉頭蓋
epilepsy	てんかん

上、表面

【eu-】＝良好、正常

euthanasia	安楽死
eugenics	優生学
eutrophy	栄養良好
eupnea	正常呼吸

良好、正常

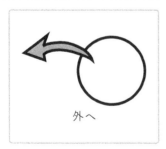

【exo-】＝外へ

exodontia	抜歯
exotropia	外斜視
exogenic	外因性の
exocrine	外分泌の

外へ

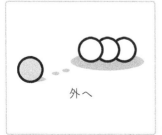

【ex(tra)-】＝外へ

extraordinary	異常な
extrauterine	子宮外の
extrahepatic	肝臓外の
excretion	排泄

外へ

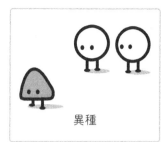

異種

hetero- ＝異種

heterodont　　異形歯性の
heterocyst　　異質細胞
heterogeneous　不均質な
heteroblastic　異形発生の

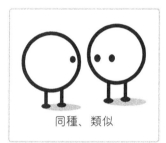

同種、類似

homo- / homeo- ＝同種、類似

homosexual　　同性愛の
homophobia　　同性愛恐怖
homeostasis　　恒常性
homeotherapy　類似療法

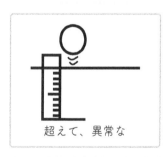

超えて、異常な

hyper- ＝超えて、異常な

hypertension　高血圧
hyperfunction　機能亢進
hyperhidrosis　多汗症
hyperpnea　　過呼吸

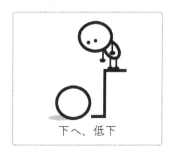

下へ、低下

hypo- ＝下へ、低下

hypotension　低血圧
hypoderm　　皮下組織
hypofunction　機能低下
hypophysis　下垂体

im- / in- ＝中に

implant	移植（する）
injection	注射
incise	切開する
inflammation	炎症

中に

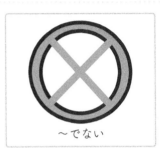

in- ＝〜でない

insomnia	不眠症
insane	精神病の
insanitary	非衛生的な
incompetence	不全症

〜でない

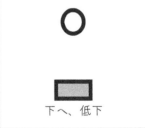

infra- ＝下へ、低下

inferior	下位の
infracostal	肋骨下の
infracerebral	大脳下の
inframammary	乳腺下の

下へ、低下

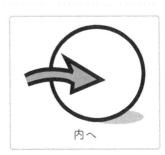

intra- ＝内へ

intragastric	胃内の
intrathoracic	胸腔内の
intravenous	静脈内の
intramascular	筋肉内の

内へ

21

macro- ＝大きい

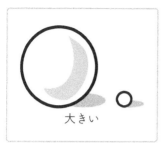
大きい

macrocyte　　大赤血球
macrophage　　マクロファージ
macrobiotics　　長寿食学
macroglobulin マクログロブリン

mal- ＝悪い

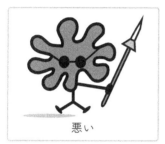
悪い

malignant　　悪性の
malign　　有害の
malnutrition　　栄養失調
malpractice　　医療過誤

meta- ＝越えて、変化

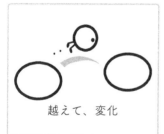
越えて、変化

metabolic　　新陳代謝の
metastasis　　転移
metaplasia　　形成異常
metagenesis　　世代交代

micro- ＝小さい

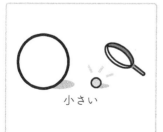
小さい

microcyte　　小赤血球
microbe　　微生物
microbiology　　微生物学
microcephaly　　小頭症

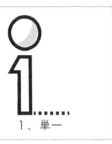

【mono-】＝１、単一

monocyte　　　単核細胞
monomania　　偏執狂
mononucleosis 単核細胞症
monoplegia　　単麻痺

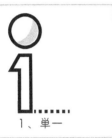

【uni-】＝１、単一

unioval　　　一卵性の
unilateral　　片側の
unipara　　　一回経産婦
unicorn　　　一角の

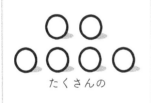

【multi-】＝たくさんの

multidentate　多歯の
multiple　　　多発性の
multifocal　　多病巣性の
multiform　　多形の

【neo-】＝新

neonatal　　　新生児の
neoplasm　　　腫瘍、新生物
neonate　　　新生児
neocortex　　新皮質

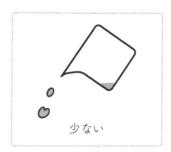

少ない

oligo- ＝少ない

oligospermia 精子減少症
oligopnea 呼吸数減少
oligogalactia 乳汁過少症
oligocholia 胆汁過少症

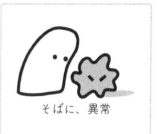

そばに、異常

para- ＝そばに、異常

parasite 寄生虫
paralysis 麻痺
paraplegia 対麻痺
paracyesis 子宮外妊娠

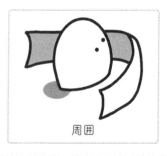

周囲

peri- ＝周囲

periderm 周皮
pericarditis 心膜炎
peripheral 末梢の
periarterial 動脈周囲の

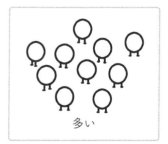

多い

poly- ＝多い

polyposis ポリープ症
polyclinic 総合病院
polyneuropathy 多発性神経障害
polyuria 多尿症

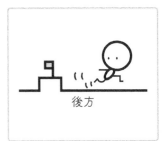

post- / posteo- = 後方

postnatal　　　出生後の
postpartum　　分娩後の
postoperative 術後の
postgastrectomy 胃切除後の

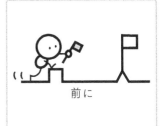

pre- / pro- = 前に

prenatal　　　出生前の
pregnant　　　妊娠した
progeria　　　早老
prognosis　　　予後

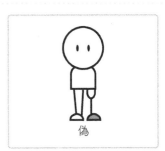

pseud(o)- = 偽

pseudopodium 偽足
pseudoarthrosis 偽関節
pseudoinfluenza 偽性インフルエンザ
pseudogene　偽遺伝子

re- = 再び、後ろに

reaction　　　反応
reflex　　　　反射作用
relapse　　　再発(する)
regeneration　再生

retro- ＝再び、後ろに

retrograde	退行性の
retroflexion	後屈
retroposition	後位
retroplasia	退行変性

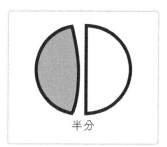

hemi- ＝半分

hemicardia	片側心臓症
hemicrania	片頭痛
hemisphere	半球
hemiplegia	片麻痺

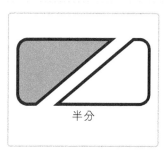

semi- ＝半分

semiaquatic	半水生の
semiconductor	半導体
semisolid	半固形の
semiplacenta	半胎盤

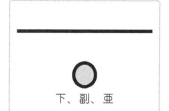

sub- ＝下、副、亜

subarachnoid	クモ膜下の
sublingual	舌下の
substernal	胸骨下の
subacute	亜急性の

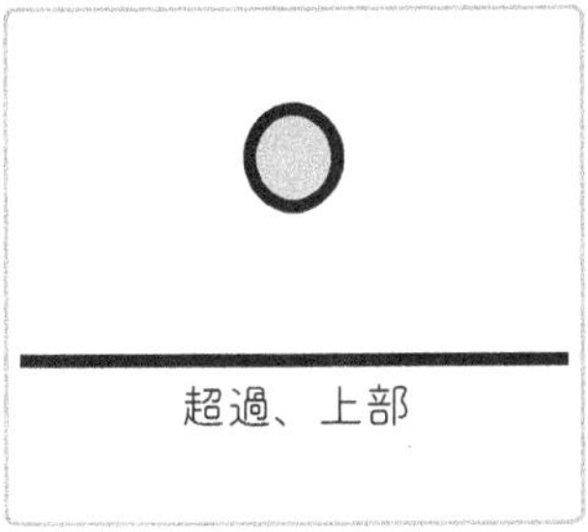

[super- / supra-] ＝ 超過、上部

supracostal　�肋骨上の
superior　上位の
supersonic　超音速の
superstructure　上部構造

超過、上部

[sym-] ＝共に

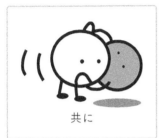

共に

symptom　症状、徴候
symbiosis　共生
sympathetic　交感神経の
sympathicopathy　交感神経障害

[syn-] ＝共に

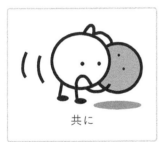

共に

syndrome　症候群
synapse　シナプス
synchondrosis　軟骨結合
syndactylism　合指症

[trans-] ＝越えて

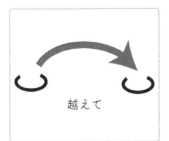

越えて

transplant　移植
transformation　変質
transfusion　輸血
transmission　伝染

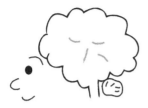

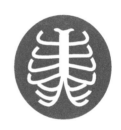

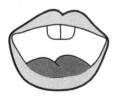

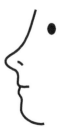

第1章

体の部位編

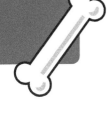

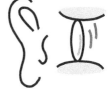

arthr(o)

関節

arthropathy

[ɑːrθrápəθi]

名 関節症

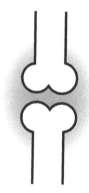

arthr(o)（関節）＋ **pathy**（障害）

語源ノート

arm（腕）、art（芸術・技術）、harmony（調和）は古代ギリシャ語で「うまくつなぎ合わせる」という意味のarに由来する。artの形容詞artificialは技術を必要とすることから「人工的な」の意味になり、「義足」はartificial leg、「義歯」はartificial tooth。「関節」のarthrも、文字通り、つなぎ合わせたものが原義。「関節」の日常語はjoint。

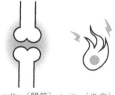

arthr（関節）＋ itis（炎症）

arthritis

[ɑːrθráitis]

名 関節炎

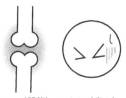

arthr（関節）＋ algia（痛み）

arthralgia

[ɑːrθrǽldʒə]

名 関節痛

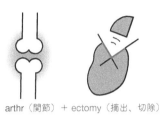

arthr（関節）＋ ectomy（摘出、切除）

arthrectomy

[ɑːrθréktəmi]

名 関節切除

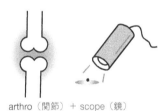

arthro（関節）＋ scope（鏡）

arthroscope

[ɑ́ːrθrəskòup]

名 関節鏡

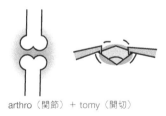

arthro（関節）＋ tomy（開切）

arthrotomy

[ɑːrθrátəmi]

名 関節切開術

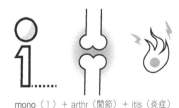

mono（1）＋ arthr（関節）＋ itis（炎症）

monoarthritis

[mànouɑːrθráitis]

名 単関節炎

polyarthritis 名 多関節炎

cephal(o)

頭

macrocephaly

[mækrouséfəli]

名 大頭蓋症

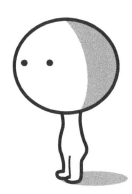

macro（大きい）＋ cephaly（頭）

語源ノート

古代ギリシア語で「頭」を表すkephalēが、ラテン語でcephalに変化したものであるが、capやcepには元々「頭」の意味がある。頭にかぶる「帽子」はcap、海に突き出た陸や半島の頭である「岬」はcape、「頭文字」や「首都」はcapital、「二頭筋」はbiceps、「三頭筋」はtriceps。

microcephaly

[màikrəséfəli]

名 小頭蓋症

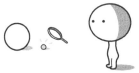

micro（小さい）＋ cephaly（頭）

cephalothorax

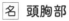[sèfələθɔ́ːræks]

名 頭胸部

cephalo（頭）＋ thorax（胸郭）

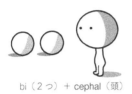

bicephalous

[baiséfələs]

形 二頭の

bi（２つ）＋ cephal（頭）
＋ ous（形容詞に）

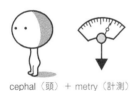

cephalometry

[sèfəlámətri]

名 頭蓋計測

cephal（頭）＋ metry（計測）

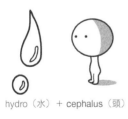

hydrocephalus

[hàidrəséfələs]

名 水頭症

hydro（水）＋ cephalus（頭）

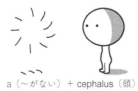

acephalus

[əséfələs]

名 無頭症

a（～がない）＋ cephalus（頭）

cerebr(o),cerebell(o)

大脳、小脳

cerebrum

[sərí:brəm]

名 大脳

cerebral 形 （大）脳の

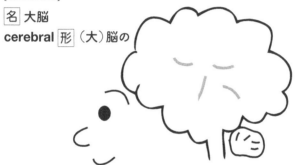

cerebrum （大脳）

語源ノート

「（大）脳」の cerebrum はラテン語がそのまま英語に借入されたものだが、これに指小辞_{しょうじ}
の lum がついて、cerebellum になると「小脳」の意味になる。これらの語に含まれる cer は
印欧祖語で「頭」や「角（つの）」を表す ker に遡ることができる。「角（かど）」の corner、「角
（つの）」の horn、「うおのめ」の corn、「ニンジン」の carrot もみな同じ語源である。

cerebellum

[sèrəbéləm]

名 小脳

cerebellar 形 小脳の

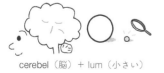

cerebel （脳） + lum （小さい）

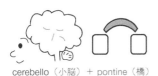

cerebello（小脳）＋ pontine（橋）

cerebellopontine

[sèrəbeləpántain]

形 小脳橋の

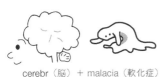

cerebr（脳）＋ malacia（軟化症）

cerebromalacia

[sèrəbeləməléiʃə]

名 脳軟化症

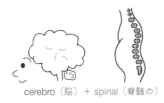

cerebro（脳）＋ spinal（脊髄の）

cerebrospinal

[sèrəbeləspáinl]

形 脳脊髄の

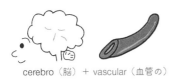

cerebro（脳）＋ vascular（血管の）

cerebrovascular

[sèrəbeləvǽskjulər]

形 脳血管性の

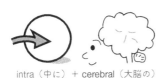

intra（中に）＋ cerebral（大脳の）

intracerebral

[ìntrəsərí:brəl]

形 大脳内の

chondr(o)

軟骨

chondroma

[kɑndróumə]

名 軟骨腫

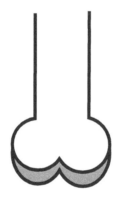

chondr（軟骨）＋ oma（腫瘍）

語源ノート

古代ギリシア語で特に胸部の軟骨を表す khondros が、ラテン語で chondro に変化したもの。関節や軟骨に良いとされる「コンドロイチン (chondroitin)」は軟骨を構成する成分の１つでグルコサミンから生成される。chondral は形容詞で「軟骨の」。

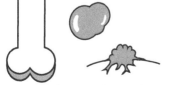

chondrosarcoma

[kɑndrousɑːrkóumə]

名 軟骨肉腫

chondro（軟骨）＋ sarc（肉）＋ oma（腫瘍）

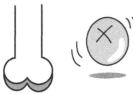

chondroblast

[kɑndrəblǽst]

名 軟骨芽細胞

chondr（軟骨）＋ blast（芽、胚）

chondrocostal

[kɑndrəkóust(ə)l]

形 肋軟骨の

chondr（軟骨）＋ coastal（肋骨の）

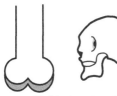

chondrocranium

[kɑndrəkréiniəm]

名 軟骨頭蓋

chondr（軟骨）＋ cranium（頭蓋）

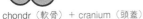

chondrocyte

[kɑndrəsáit]

名 軟骨細胞

chondr（軟骨）＋ cyte（細胞）

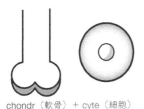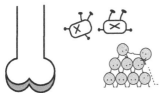

chondrodysplasia

[kɑndrədispleíʒə]

名 軟骨形成不全

chondr（軟骨）＋ dys（不全）＋ plasia（形成）

cost(o)

肋骨

costal

[kástl]

形 肋骨の

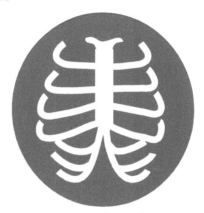

cost（肋骨）＋ al（形容詞に）

語源ノート

「海岸」のcoastはラテン語源で陸の「ヘリ」の部分を表すが、本来は人体の「ヘリ」の部分を覆う「骨」や「肋骨」をcostaと呼んでいたことに由来する。スペイン語では「海岸」をcostaと言い、中米の国・コスタリカ (Costa Rica)は「豊かな海岸」の意味。スペイン南部の地中海沿岸地域で観光地の「コスタデルソル(Costa del Sol)」も「太陽の海岸」の意味。

peri（周囲）＋ cost（肋骨）
＋ al（形容詞に）

pericostal

[pí(ə)rikàstl]

形 肋骨周囲の

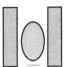

inter（間に）+ costal（肋骨の）

intercostal

[ìntəkást(ə)l]

形 肋間の

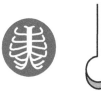 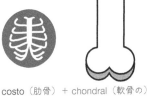

costo（肋骨）+ chondral（軟骨の）

costochondral

[kɑstəkándrəl]

形 肋軟骨の

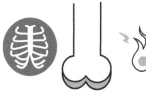

costo（肋骨）+ chondr（軟骨）+ itis（炎症）

costochondritis

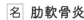
[kɑstəkandráitis]

名 肋軟骨炎

 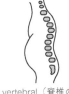

costo（肋骨）+ vertebral（脊椎の）

costovertebral

[kɑstəvə́:rtəbrəl]

形 肋椎の

costo（肋骨）+ tomy（切開術）

costotomy

[kɑstátəmi]

名 肋骨切開術

dent,odont

歯

dental

[déntl]

形 歯の
dentist 名 歯科医
dentistry 名 歯科（学）
a dental technician
歯科技工士

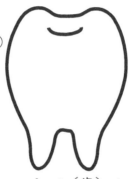

dent（歯）＋ al（形容詞に）

語源ノート

ゆでたパスタの中央に針ほどの芯が残っている状態をアルデンテと言うが、これはイタリア語の al dente＜al（〜の方へ）＋ dente（歯）＞、つまり、噛んだ時に歯に当たることに由来する。「タンポポ」は英語で dandelion だが、これはフランス語で「ライオンの歯」という意味の dent de lion に由来する。dent（歯）はギリシア語では odont(o) の形で英語に借入された。

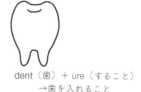

dent（歯）＋ ure（すること）
→歯を入れること

denture

[déntʃər]

名 入れ歯

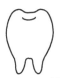

dentalgia, odontalgia

[dentǽldʒə], [òudantǽldʒə]

名 歯痛

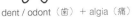

dent / odont（歯）+ algia（痛）

odontology

[òudantálədʒi]

名 歯科学

odonto（歯）+ logy（学問）

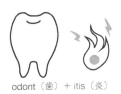

odontitis

[òudantáitis]

名 歯髄炎

odont（歯）+ itis（炎）

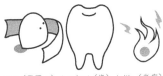

periodontitis

[pèrioudantáitis]

名 歯周炎
periodontics 名 歯周病学
periodontal 形 歯周の

peri（周囲の）+ odont（歯）+ itis（炎症）
→歯の周囲の炎症

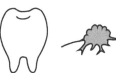

odontoma

[òudantóumə]

名 歯芽腫

odont（歯）+ oma（腫瘍）

derm

皮膚

dermal

[də́:rməl]

形 皮膚の

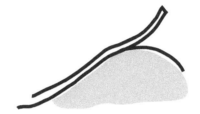

derm（皮膚）＋ **al**（形容詞に）

語源ノート

印欧祖語で der は、動物や樹木の皮をはぐ、果物の皮をむく、裂く、という意味で、古代ギリシャ語では derm や dertmato が「皮膚」の意味になり、英語に借入された。皮膚がんの早期発見に役立つダーモスコピー (dermoscopy) は＜derm（皮膚）＋ scopy（見ること）＞が語源。

dermatitis

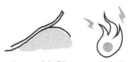

derma（皮膚）＋ itis（炎症）

[də̀:rmətáitis]

名 皮膚炎

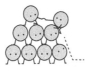

dermatoplasty

[dərmǽtəplæ̀sti]

名 皮膚形成（術）

dermato（皮膚）＋ plasty（形成術）

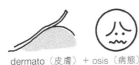

dermatosis

[dè:rmətóusis]

名 皮膚病

dermato（皮膚）＋ osis（病態）

dermatology

[dè:rmətálədʒi]

名 皮膚科学
dermatologic 形 皮膚科の

関連 **dermatologist**
名 皮膚科医

dermato（皮膚）＋ logy（学問）

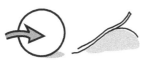

intradermal

[ìntrədá:rməl]

形 皮内の

intra（中に）＋ derm（皮膚）
＋ al（形容詞に）

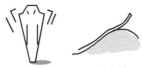

scleroderma

[sklì(ə)rədá:rmə]

名 皮膚硬化症、強皮症

sclero（硬い）＋ derm（皮膚）

encephal

脳

encephalic

[ènsəfǽlik]

形 脳の

encephalon 名 脳

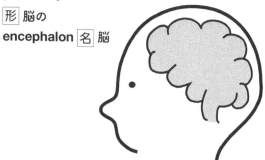

encephal（脳）＋ ic（形容詞に）

語源ノート

cephal(o) が cap や cep と同じように「頭」という意味があることは
03項で既習済だが、これに「〜の中に」という意味の接頭辞 (en) が
つくと、「頭の中に（あるもの）」、つまり、「脳」の意味になる。

encephaloma

[ensèfəlóumə]

名 脳腫瘍

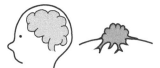

encephal（脳）＋ oma（腫瘍）

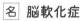

encephalomalacia

[ensèfələməléiʃə]

名 脳軟化症

encephal（脳）＋ malacia（軟化症）

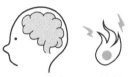

encephalitis

[ensèfəláitis]

名 脳炎

encephal（脳）＋ itis（炎症）

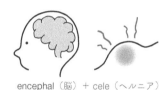

encephalocele

[ensèfəlóusəl]

名 脳瘤

encephal（脳）＋ cele（ヘルニア）

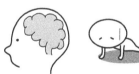

encephalopathy

[ensèfəlápəθi]

名 脳症

encephal（脳）＋ pathy（障害、疾患）

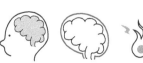

encephalomeningitis

[ensèfələmènindʒáitis]

名 脳髄膜炎

encephalo（脳）＋ mening（髄膜）＋ itis（炎）

gloss

舌、言語

glottis

[glátis]

名 声門

glottal 形 声門の

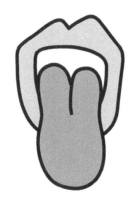

glottis（声門）

語源ノート

古代ギリシア語の「舌」や「言語」が原義で、glossaryなら専門用語などの「用語解説」や「語彙集」の意味に。ムラサキ科で青い花を咲かせる植物であるビューグロス(bugloss)は、＜bous（牛）＋gloss（舌）＞が語源で、形や手触りが牛の舌に似ていることに由来する。

gloss（舌）＋ dynia（痛み）

glossodynia

[glɑsədíniə]

名 舌痛

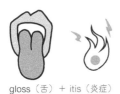

glossitis

[ɡlɑsáitis]

名 舌炎

gloss（舌）＋ itis（炎症）

glossoplegia

[ɡlɑsəplíːdʒiə]

名 舌麻痺

gloss（舌）＋ plegia（麻痺）

glossoptosis

[ɡlɑsəptóusis]

名 舌下垂

gloss（舌）＋ ptosis（下垂症）

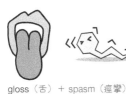

glossospasm

[ɡlɑsəspǽzm]

名 舌痙攣

gloss（舌）＋ spasm（痙攣）

macroglossia

[mækrəɡlásiə]

名 巨舌症
microglossia 名 小舌症

macro（巨大な）＋ gloss（舌）＋ ia（症状）

mamm(o),mammill(i),mast(o)

乳房、乳頭

mammary

[mǽməri]

形 乳房の

mammillary 形 乳頭の

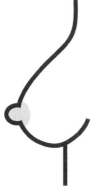

mamm（乳房）＋ **ary**（形容詞に）

語源ノート

「ママ」「お母さん」は mama や mamma、「哺乳動物」は mammal だが、これはラテン語で「乳房」を意味する mamma に由来する。これに指小辞の ill がつき、mammill(i) で、小さな乳房から「乳頭」の意味に。ギリシア語源では、masto になる。

mammography

[mæmɑ́grəfi]

名 マンモグラフィー

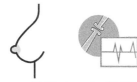

mammo（乳房）＋ graphy（記録法）

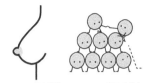

mammo（乳房）+ plasty（形成術）

mammoplasty

[mǽməplæ̀sti]

名 乳房形成術（mastoplasty）

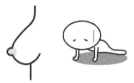

masto（乳房）+ pathy（障害）

mastopathy

[mæstápəθi]

名 乳腺症、マストパチー

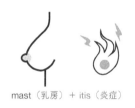

mast（乳房）+ itis（炎症）

mastitis

[mæstáitis]

名 乳房炎

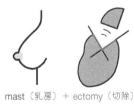

mast（乳房）+ ectomy（切除）

mastectomy

[mæstéktəmi]

名 乳房切除術

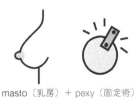

masto（乳房）+ pexy（固定術）

mastopexy

[mǽstəpèksi]

名 乳房固定術

11

nas(o)

鼻

nasal

[néiz(ə)l]

形 鼻の

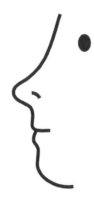

nas（鼻）＋ **al**（形容詞に）

語源ノート

「鼻」は nose だが、nose の形容詞「鼻の」は nasal で、nasal bone は「鼻骨」、nasal cavity は「鼻腔」で、ラテン語の nasus「鼻」に由来する。「鼻炎」は rhinitis だが、nasal を使えば、inflammation of nasal cavity となる。nostril は「鼻孔」。

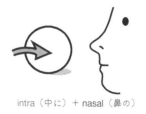

intra（中に）＋ nasal（鼻の）

intranasal

[ìntrənéiz(ə)l]

形 鼻腔内の

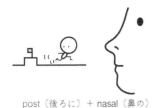

post（後ろに）+ nasal（鼻の）

postnasal

[pòustnéiz(ə)l]

形 後鼻部の

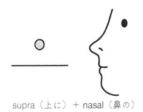

supra（上に）+ nasal（鼻の）

supranasal

[sùːprənéiz(ə)l]

形 鼻上の

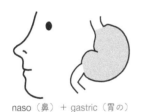

naso（鼻）+ gastric（胃の）

nasogastric

[nèizougǽstrik]

形 経鼻胃の

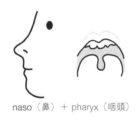

naso（鼻）+ pharyx（咽頭）

nasopharynx

[nèizoufǽriŋks]

名 鼻咽頭

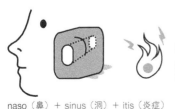

naso（鼻）+ sinus（洞）+ itis（炎症）

nasosinusitis

[nèizousàinəsáitis]

名 副鼻腔炎（単に、sinusitis と言うことが多い）

ocul(o)

眼

ocular

[ákjulər]

形 眼の

ocul（眼）＋ ar（形容詞に）

語源ノート

ラテン語で「眼」を表すoculusに由来する。monocleは＜mono（1つ）＋ ocle（眼）＞から「単眼鏡」で、形容詞のmonocularは「単眼の」、binocularは＜bi（2つ）＋ ocul（眼）＋ ar（形容詞に）＞から「両眼（用）の」で、binocularsと複数形になると「双眼鏡」の意味になる。

ocularist

[ákjulərist]

名 義眼技工士

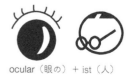

ocular（眼の）＋ ist（人）

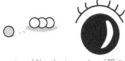

extra（外に）+ ocular（眼の）

extraocular

[èkstrəákjulər]

形 眼球外の

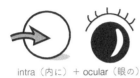

intra（内に）+ ocular（眼の）

intraocular

[ìntrəákjulər]

形 眼内の

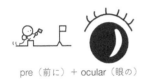

pre（前に）+ ocular（眼の）

preocular

[priákjulər]

形 眼球前方の

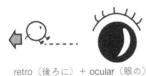

retro（後ろに）+ ocular（眼の）

retroocular

[rètrouákjulər]

形 眼球後方の

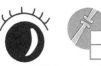

oculo（眼）+ graphy（記録法）

oculography

[ɑkjulərágrəfi]

名 眼球運動記録法

onych(o)

爪

onychoid

[ánikɔid]

形 爪状の

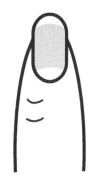

onycho（爪）＋ **oid**（似た）

語源ノート

　宝石のオニキス（シマメノウ）は古代ギリシア語の「爪」を表す onyx が語源で、ピンク色で白い縞模様の指の爪に似ていることに由来する。ギリシア神話では、美の女神・アフロディーテの爪が川底に落ちて変じたものとされ、魔よけの石と考えられてきた。

onychocryptosis

[ànikɔkriptóusis]

名 陥入爪（巻き爪）

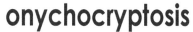
onycho（爪）＋ crypt（隠す）＋ osis（症状）

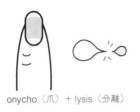

onycho（爪）＋ lysis（分離）

onycholysis

[ànikɔlóusis]

名 爪剥離症

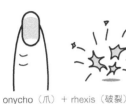

onycho（爪）＋ rhexis（破裂）

onychorrhexis

[ànikɔréksis]

名 爪甲縦裂症

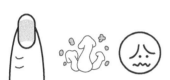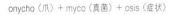

onycho（爪）＋ myco（真菌）＋ osis（症状）

onychomycosis

[ànikɔmaikóusis]

名 爪真菌症

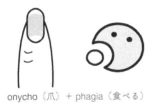

onycho（爪）＋ phagia（食べる）

onychophagia

[ànikɔféidʒiə]

名 咬爪癖（爪かみ）

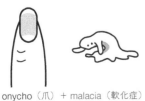

onycho（爪）＋ malacia（軟化症）

onychomalacia

[ànikɔməléiʃə]

名 爪軟化症

op(t),op(s)

眼

amblyopia

[æmblióupiə]

名 弱視

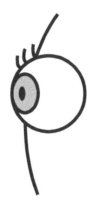

ambly（ぼんやりした）＋ **opia**（視力）

語源ノート

「眼科医」のoculistは、ラテン語で「眼」を表すoculusに由来するが、古代ギリシア語ではoptやopsに変化する。opticianは「メガネ技師」や「メガネ店」、opticなら「視覚の」、optic nerveなら「視神経」、opticalなら「視力の」、optical illusionなら「目の錯覚」の意味になる。また、接尾辞的に、-opiaは「視力」の意味で使われる。

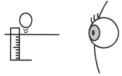

hyer（超えて）＋ opia（視力）

hyperopia

[hàipəróupiə]

名 遠視

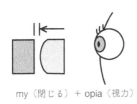

my（閉じる）+ opia（視力）

myopia

[maióupiə]

名 近視

1章／体の部位編

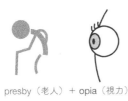

presby（老人）+ opia（視力）

presbyopia

[prèzbióupiə]

名 老眼

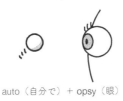

auto（自分で）+ opsy（眼）

autopsy

[ɔ́:tɑpsi]

名 検死（解剖）

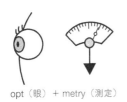

opt（眼）+ metry（測定）

optometry

[ɑptámətri]

名 検眼

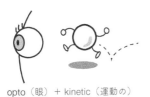

opto（眼）+ kinetic（運動の）

optokinetic

[àptoukinétik]

形 視運動性の

15

oste(o),ossi

骨

ossification

[àsəfikéiʃən]

名 骨化

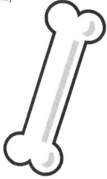

ossi（骨）＋ ify（作る）＋ tion（名詞に）

語源ノート

古代ギリシア語で「骨」を意味するosteonに由来し、さらに印欧祖語のostに遡る。古代ギリシアでは、僭主になる危険性のある市民に対して、国外追放するべきかの決議投票をする際に、貝殻を使用した陶器の欠片を用いたが、これをオストラシズム (ostracism) と呼んだ。カキのオイスター (oyster) も同じ語源である。

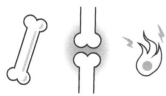

osteoarthritis

[à:stiouɑːrθráitis]

名 骨関節炎

osteo（骨）＋ arthr（関節）＋ itis（炎症）

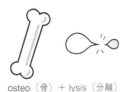

osteo（骨）+ lysis（分離）

osteolysis

[ɑ̀:stióulisis]

名 骨溶解

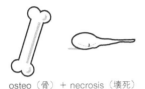

osteo（骨）+ necrosis（壊死）

osteonecrosis

[ɑ̀:stiounəkróusis]

名 骨壊死

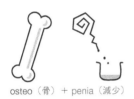

osteo（骨）+ penia（減少）

osteopenia

[ɑ̀:stioupí:niə]

名 骨減少症

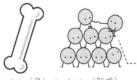

osteo（骨）+ plasty（形成）

osteoplasty

[ɑ̀:stiouplǽsti]

名 骨整形術

osteo（骨）+ oma（腫瘍）

osteoma

[ɑ̀:stióumə]

名 骨腫

pod,ped

足、小児

podiatry

[pədáiətri]

名 足病学

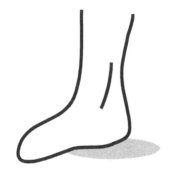

pod（足）＋ iatry（医療）

語源ノート

8本足の「タコ」はoctopusだが、これは＜octo（8）＋pus足＞が語源で、pusは印欧祖語の「足」を意味するpedに由来する。このpedは時を経て、podやpusに形を変え、さらに英footに変化した。「整形外科」のorthopedicsは元々は子供の手足の変形を治療することから生まれた分野だったが、この連想からpedに「小児」の意味が生じ、「小児科学」のpediatricsが生まれた。

podiatrist

[pədáiətrist]

名 足治療師

pod（足）＋ iastry（医療）＋ ist（人）

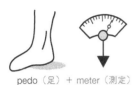

pedo（足）+ meter（測定）

pedometer

[pədámətər]

名 歩数計

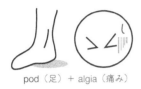

pod（足）+ algia（痛み）

podalgia

[poudǽldʒə]

名 足痛

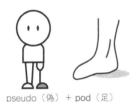

pseudo（偽）+ pod（足）

pseudopod

[súːdəpàd]

名 仮足

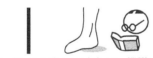
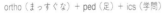

ortho（まっすぐな）+ ped（足）+ ics（学問）

orthopedics

[ɔ̀ːrθəpíːdiks]

名 整形外科（学）

ped（足）+ iatrics（治療）

pediatrics

[pìːdiǽtriks]

名 小児科（学）

rhin(o)

鼻

rhinitis

[rinＡitis]

名 鼻炎

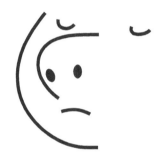

rhino（鼻）＋ **itis**（炎症）

語源ノート

動物の「サイ」はrhinoceros、略してrhinoだが、語源はギリシャ語の＜rhino（鼻）＋ceros（=keratos）（角）＞に由来する。ちなみに英語で「カバ」はhippopotamus、略してhippoだが、語源は同じくギリシャ語の＜hippo 馬＞＋＜potamus 河＞に由来する。脳の「海馬」はhippocampus。

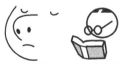

rhino（鼻）＋ logy（学問）

rhinology

[rinＡlədʒi]

名 鼻科学

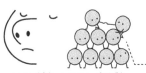

rhinoplasty

[ráinəplæsti]

名 鼻形成術

rhino（鼻）+ plasty（形成）

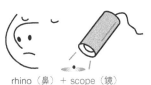

rhinoscope

[ráinouskoup]

名 鼻鏡

rhino（鼻）+ scope（鏡）

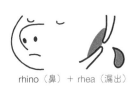

rhinorrhea

[ràinəríːə]

名 鼻漏

rhino（鼻）+ rhea（漏出）

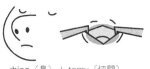

rhinotomy

[ràinátəmi]

名 鼻切開術

rhino（鼻）+ tomy（切開）

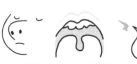

rhinopharyngitis

[ràinəfærindʒáitis]

名 鼻咽喉炎

rhino（鼻）+ pharyng（咽喉）+ itis（炎症）

stomat(o)

口

xerostomia

[zì(ə)rəstóumiə]

名 口腔乾燥症

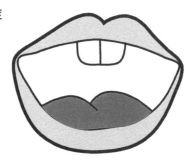

xero（乾いた）＋ **stom**（口）＋ **ia**（症状）

語源ノート

stomach「胃」の語源は古代ギリシア語のstomachoに由来するが、元々は「喉」の意味から「口」や「胃の入口」などの意味を経て、現代英語では「胃」の意味になった。stomaは血管などの「小穴」「気門」の意味に。stomyは「口を開けること」が原義で、体内から体外へと続く開口部（瘻）を造る手術が造瘻術。

stomatitis

[stòumətáitis]

名 口内炎

stomato（口）＋ itis（炎症）

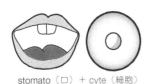

stomato（口）+ cyte（細胞）

stomatocyte

[stòumətsáit]

名 口唇状赤血球

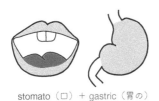

stomato（口）+ gastric（胃の）

stomatogastric

[stòumətəgǽstrik]

名 口と胃の

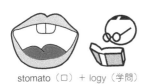

stomato（口）+ logy（学問）

stomatology

[stòumətálədʒi]

名 口腔病学

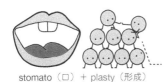

stomato（口）+ plasty（形成）

stomatoplasty

[stoumǽtəplæsti]

名 口内形成術

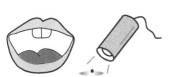

stomato（口）+ scope（鏡）

stomatoscope

[stoumǽtəskòup]

名 口内鏡

tympan(o)

鼓膜、鼓室

tympanum

[tímpənəm]

名 鼓膜

tympanal 形 鼓膜の

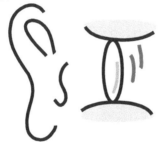

tympanum（鼓膜）

語源ノート

オーケストラで重用される太鼓は「ティンパニー (timpani)」だが、これはラテン語で「太鼓」「ドラム」の意味の tympanum に由来する。タイプライター (typewriter) の type も元は「打つ」や「たたく」の意味から。

tympanectomy

[tìmpənéktəmi]

名 鼓膜切除術

tympan（鼓膜）＋ ectomy（摘出、切除）

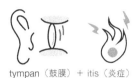

tympan（鼓膜）＋ itis（炎症）

tympanitis

[tìmpənáitis]

名 鼓膜炎

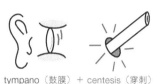

tympano（鼓膜）＋ centesis（穿刺）

tympanocentesis

[tìmpəsentí:sis]

名 鼓膜穿刺

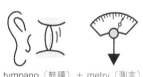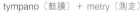

tympano（鼓膜）＋ metry（測定）

tympanometry

[tìmpənámətri]

名 鼓膜聴力検査、
ティンパノメトリー

tympano（鼓膜）＋ plasty（形成）

tympanoplasty

[tímpənəplæsti]

名 鼓膜形成術

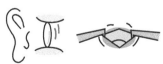

tympano（鼓膜）＋ tomy（切開）

tympanotomy

[tìmpənǽtəmi]

名 鼓膜切開

vertebr(o)

椎骨

vertebra

[vɚ́:rtəbrə]

名 椎骨

vertebrate 名 ・ 形 脊椎動物（の）

vertebra（椎骨）

語源ノート

「椎骨」の vertebra はラテン語がそのまま英語に借入されたものだが、同じラテン語で「曲がる」という意味の vertere に由来し、さらには印欧祖語の wer に遡る。「そらす」「変える」の divert、「変換器」のコンバーター (converter)、「頂点」「交点」の vertex なども同じ語源である。

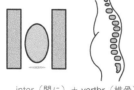

inter（間に）+ vertbr（椎骨）
+ al（形容詞に）

intervertebral

[ìntərvɚ́:rtəbrəl]

形 椎間の

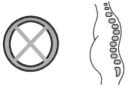

in（～でない）+ vertebra（椎骨）
+ ate（形容詞に）

invertebrate

[invə́ːrtəbrət]

形 脊椎のない

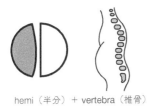

hemi（半分）+ vertebra（椎骨）

hemivertebra

[hèmivə́ːrtəbrə]

名 半椎

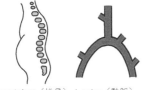

vertebra（椎骨）+ arter（動脈）
+ ial（形容詞に）

vertebrarterial

[və̀ːrtəbrɑːrtí(ə)riəl]

形 脊椎動脈の

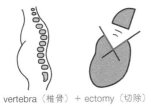

vertebra（椎骨）+ ectomy（切除）

vertebrectomy

[və̀ːrtəbréktəmi]

名 脊椎切除術

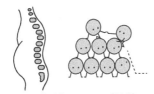

vertebro（椎骨）+ plasty（形成）

vertebroplasty

[və̀ːrtəbrəplǽsti]

名 椎体形成術

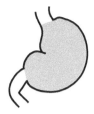

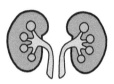

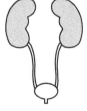

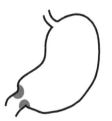

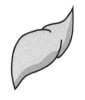

第 2 章

内臓編

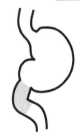

chole,cholecysto,cholangio

胆汁、胆のう、胆管

acholic

[eikálik]

形 無胆汁の

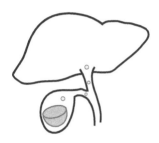

a（〜がない）+ chol（胆汁）+ ic（形容詞に）

語源ノート

「胆汁」を表す chole と「小袋」や「嚢胞」を表す cyst が合わさり cholecyst で「胆のう」の意味になる。人間の気質は血液、粘液、黄色胆汁 (choler)、黒色胆汁の４つの体液から構成されるというのがヒポクラテスの説で、「コレラ (cholera)」は黄色胆汁の異常によるものと考えられていたことから名付けられた。

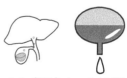

chole（胆汁）+ cyst（小袋）
+ ic（形容詞に）

cholecystic

[kòuləsístik]

形 胆のうの

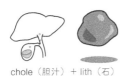

chole（胆汁）+ lith（石）

cholelith

[kóuləliθ]

名 胆石

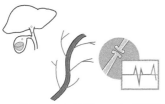

chol（胆汁）+ angio（血管）+ graphy（造影法）

cholangiography

[kəlǽndʒiágrəfi]

名 胆管造影法

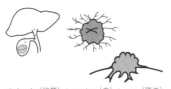

cholangio（胆管）+ carcino（癌）+ oma（腫瘍）

cholangiocarcinoma

[kəlǽndʒiɑkàːrsənóumə]

名 胆管癌

cholecyst（胆のう）+ ectomy（切除術）

cholecystectomy

[kòuləsistéktəmi]

名 胆のう切除術

cholecyst（胆のう）+ graphy（造影法）

cholecystography

[kòuləsistágrəfi]

名 胆のう造影法

colon(o),col(o)

大腸、結腸

colitis

[kəláitis]

名 大腸炎

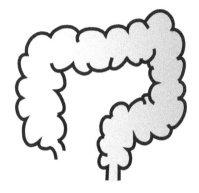

col（大腸）＋ itis（炎症）

語源ノート

古代ギリシア語で「大腸」を意味する kolon に由来するが、colon は、大腸の主要部分である「結腸」の意味で使われる。日常語で「大腸」は、large gut。

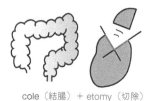

cole（結腸）＋ etomy（切除）

colectomy

[kəléktəmi]

名 結腸切除術

colonography

[kóulougrəfi]

名 大腸撮影法

colono（大腸）+ graphy（記録法）

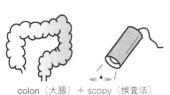

colonoscopy

[kálənəskɑpi]

名 大腸内視鏡検査

colon（大腸）+ scopy（検査法）

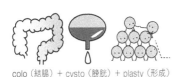

colocystoplasty

[kələsistáplæsti]

名 結腸膀胱形成

colo（結腸）+ cysto（膀胱）+ plasty（形成）

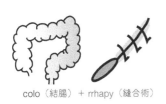

colorrhaphy

[kəlárfəfi]

名 結腸縫合術

colo（結腸）+ rrhapy（縫合術）

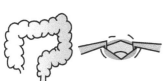

colotomy

[kəlátəmi]

名 結腸切開術

colo（結腸）+ tomy（切開）

duoden(o)

十二指腸

duodenum

[d(j)ùːədíːnəm]

名 十二指腸

duodenal 形 十二指腸の

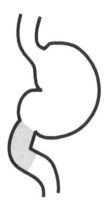

duodenum（十二指腸）

語源ノート

古代ギリシアの医学者・ヘロフィロスは「十二指腸」を dodekadaktylos と名付けた。これは＜ dodeka（12）＋ daktylos（指）＞が語源だが、のちに「12」の意味のラテン語の duodenum だけが残って「十二指腸」の意味になった。

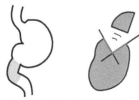

duodenectomy

[d(j)ùːədənéktəmiː]

名 十二指腸切除術

duoden（十二指腸）＋ ectomy（切除術）

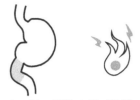

duodenitis

[d(j)ùːədiːnáitis]

名 十二指腸炎

duoden（十二指腸）＋ itis（炎症）

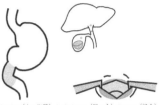

duodenocholecystostomy

[d(j)ùːədənəkòuləsistəstɔ́ːmi]

名 十二指腸胆嚢吻合術

duoden（十二指腸）＋ cholecyst（胆のう）＋ tomy（縫合）

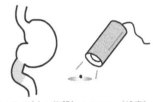

duodenoscopy

[d(j)ùːədənɔ́skɑpi]

名 十二指腸鏡検査法

duoden（十二指腸）＋ scopy（検査）

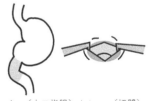

duodenotomy

[d(j)ùːədənátəmi]

名 十二指腸切開術

duoden（十二指腸）＋ tomy（切開）

ほかにも…

esophagogastroduodenoscopy

[isɑfəgəgǽstrəd(j)uːədənáskɑpi]

esophago（食道）＋gastro（胃）＋duoden（十二指腸）＋scopy（検査）

名 食道胃十二指腸内視鏡検査

enter(o)

腸

enteric

[entérik]

形 腸の

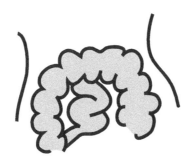

enter（腸）＋ ic（形容詞に）

語源ノート

「中に入る」という意味の動詞はenterだが、これは古代ギリシア語で「腸」を表すenteronと同じ語源である。「腸」の現代英語はintestineで、どちらも、「～の中に」という意味の接頭辞のenやinが使われている。「赤痢」のdysenteryは＜dys（障害）＋entery（腸）＞で、腸に障害をきたすことによる。

gastroenteritis

[gæstrouèntəráitəs]

名 胃腸炎

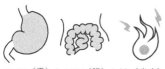

gastro（胃）＋ enter（腸）＋ itis（炎症）

enterobacterium

[èntərəbæktí(ə)riəm]

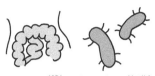

entero（腸）＋ bacterium（細菌）

名 腸内細菌

enteroscope

[éntərəskòup]

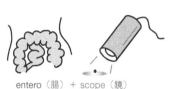

entero（腸）＋ scope（鏡）

名 腸鏡

enterocele

[èntərəsí:l]

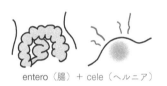

entero（腸）＋ cele（ヘルニア）

名 腸ヘルニア

enterocolitis

[èntəroukouláitis]

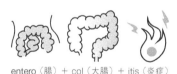

entero（腸）＋ col（大腸）＋ itis（炎症）

名 全腸炎

enterotoxin

[èntərətáksin]

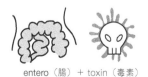

entero（腸）＋ toxin（毒素）

名 腸毒素

gastr(o)

胃、腹

gastric

[gǽstrik]

形 胃の、胃部の

gastric ulcer 胃潰瘍

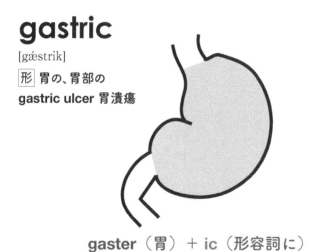

gaster（胃）＋ ic（形容詞に）

語源ノート

イギリスで「ガストロパブ (gastropub)」と言えば、パブの持つカジュアルな雰囲気
をそのまま残しつつ、本格的なディナーと高級ビールやワインを楽しむことがで
きる新しいスタイルのパブのこと。この語は「美食」を意味する gastronomy とパブ
(pub) の合成語だが、gastro は古代ギリシャ語で「胃」を表す gaster に由来する。

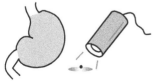

gastro（胃）＋ scope（鏡）

gastroscope

[gǽstrəskòup]

名 胃カメラ

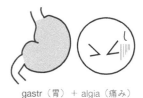

gastralgia

[gæstrǽldʒiə]

名 胃痛

gastr（胃）＋ algia（痛み）

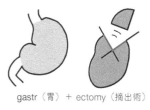

gastrectomy

[gæstréktəmi]

名 胃摘出（術）

gastr（胃）＋ ectomy（摘出術）

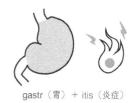

gastritis

[gæstráitis]

名 胃炎

gastr（胃）＋ itis（炎症）

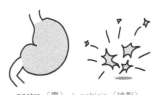

gastroschisis

[gæstrəskísis]

名 腹壁破裂

gastro（胃）＋ schisis（破裂）

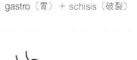

gastrectasis

[gæstréktəsis]

名 胃拡張

gastr（胃）＋ ectasis（拡張）

hepat(o)

肝臓

hepatitis

[hèpətáitis]

名 肝炎

hepatic 形 肝臓の

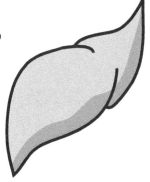

hepat（肝臓）＋ **itis**（炎症）

語源ノート

古代ギリシア語で「肝臓」を意味する hepar の所有格が hepatos「肝臓の」。某製薬会社の「ヘパリーゼ (hepalyse)」は＜hepa 肝臓＋ lyse 分解＞から「肝臓水解物」のこと。ヘパリンは豚の腸粘膜から分離され、血液抗凝固剤として、血栓塞栓症を予防する薬剤として利用される。この物質は当初は、犬の肝臓から分離されたことに由来する。

hepatocyte

[hépətəsàit]

名 肝細胞

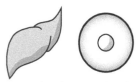

hepato（肝臓）＋ cyte（細胞）

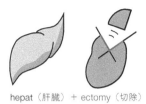

hepatectomy

[hèpətéktəmi]

名 肝臓切除術

hepat（肝臓）＋ ectomy（切除）

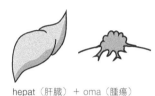

hepatoma

[hèpətóumə]

名 肝臓ガン

hepat（肝臓）＋ oma（腫瘍）

hepatomegaly

[hèpətoumégəli]

名 肝腫大

hepato（肝臓）＋ megaly（肥大）

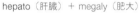

hepatorrhaphy

[hèpətóurəfi]

名 肝縫合術

hepato（肝臓）＋ rrhaphy（縫合）

hepatorenal

[hèpətourí:nl]

形 肝腎の

hepato（肝臓）＋ renal（腎臓の）

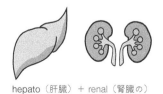

2章／内臓編

nephr(o)

腎臓

nephritis

[nəfráitis]

名 腎炎

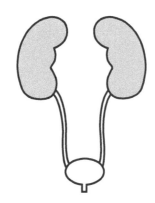

nephr（腎臓）＋ **itis**（炎症）

語源ノート

古代ギリシア語で「腎臓」を意味するnephrosに由来するが、日常会話では、kidneyを使う。「ネフローゼ（＝腎症）(nephrosis)」は＜nephr（腎臓）＋osis（症状）＞が語源。

nephrectomy

[nəfréktəmi]

名 腎臓摘出術

nephro（腎臓）＋ ectomy（切除）

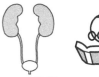

nephrology

[nəfrálədʒi]

名 腎臓学

nephro（腎臓）＋ logy（学問）

nephrolithiasis

[nəfrəliθáiəsis]

名 腎結石

nephro（腎臓）＋ lith（石）＋ iasis（症状）

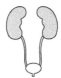

nephrosclerosis

[nəfrəskli(ə)róusis]

名 腎硬化症

nephro（腎臓）＋ sclerosis（硬化症）

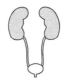

nephrotoxic

[nəfrətáksik]

形 腎毒性の

nephro（腎臓）＋ toxic（毒性の）

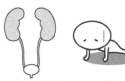

nephropathy

[nəfrápəθi]

名 腎症

nephro（腎臓）＋ pathy（障害）

phage,phagia,phagy,esophag

食べる、食道

phagocyte

[fǽgəsàit]

名 食細胞

phago（食べること）＋ **cyte**（細胞）

語源ノート

マクロファージ (macrophage) は＜macro（大きい）＋phage（食べること）＞から「大食細胞」、esophagus は＜eso（運ぶ）＋phagus（食べ物）＞から「食道」の意味になる。

esophagogastric

[isàfəgəgǽstrik]

形 食道胃の

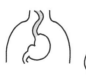

esophag（食道）＋ gastric（胃の）

hyperphagia

[hàipərféidʒiə]

hyper（超えて）+ phagia（食べること）

名 摂食亢進症

polyphagia

[pàliféidʒiə]

poly（たくさんの）+ phagia（食べること）

名 多食症

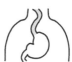

esophagram

[isáfəgræm]

esophag（食道）+ gram（記録図）

名 食道造影図
esophageal 形 食道の

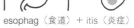

esophagitis

[isáfəgaitis]

esophag（食道）+ itis（炎症）

名 食道炎

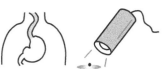

esophagoscopy

[isáfəgaskapi]

esophago（食道）+ scopy（検査）

名 食道鏡検査

pylor(o)

幽門

pylorectomy

[pàiləréktəmi]

名 幽門切除術

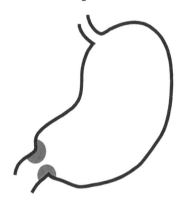

pylor（幽門）＋ ectomy（切除）

語源ノート

胃が十二指腸に接する部分は「幽門 (pylorus)」だが、ラテン語の＜pyle（門）＋ ouros（番人）＞に由来し、胃で消化されたものが、普段は閉じらた状態にある幽門を開くことによって、十二指腸に流れ込む。胃がんを引き起こす一因となるとされる「ピロリ菌」が発見されたのが幽門であったことから (Helicobacter pylori)」と名づけられた。

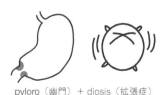

pylorodiosis

[pàilərədióusis]

名 幽門拡張症

pyloro（幽門）＋ diosis（拡張症）

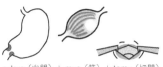

pyloro（幽門）+ myo（筋）+ tomy（切開）

pyloromyotomy

[pàilərəmaiútəmi]

名 幽門筋層切開術

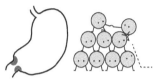

pyloro（幽門）+ plasty（形成）

pyloroplasty

[pàilərəplǽsti]

名 幽門形成術

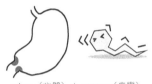

pyloro（幽門）+ spasm（痙攣）

pylorospasm

[pàilərəspǽzm]

名 幽門痙攣

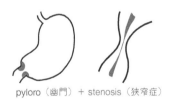

pyloro（幽門）+ stenosis（狭窄症）

pylorostenosis

[pàilərəstinóusis]

名 幽門狭窄症

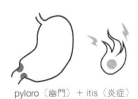

pyloro（幽門）+ itis（炎症）

pyloritis

[pàiləráitis]

名 幽門炎

rect(o),proct(o)

直腸

proctitis

[prɑktáitis]

名 直腸炎

procto（直腸）＋ itis（炎症）

語源ノート

「直腸」のrectumはラテン語源で「まっすぐな腸」に由来する。ギリシア語源では
proctosで「直腸」「肛門」の意味になる。rectは「まっすぐな」の意味で、erectならくe
（外に）＋ rect（まっすぐな）＞から「直立した」「直立させる」で、erectileなら「勃起
性の」、rectangleは角が垂直の「長方形」、rectilinearなら「直線的な」の意味になる。

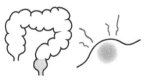

recto（直腸）＋ cele（腫れ）

rectocele

[réktəsìːl]

名 直腸瘤（proctocele）

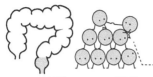

proctoplasty

[práktouplæsti]

名 直腸形成

procto（直腸）+ plasty（形成）

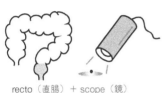

rectoscope

[réktouskòup]

名 直腸鏡（proctoscope）

recto（直腸）+ scope（鏡）

rectotomy

[rektátəmi]

名 直腸切開術

recto（直腸）+ tomy（切開）

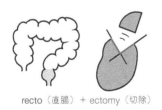

rectectomy

[rektétəmi]

名 直腸切除術

recto（直腸）+ ectomy（切除）

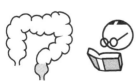

proctology

[prɑktálədʒi]

名 直腸病学、肛門病学

procto（肛門）+ logy（学問）

ren(o),renal

腎臓

adrenalectomy

[ədrenəléktəmi]

名 副腎摘出術

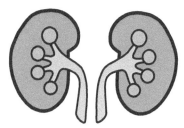

ad（側）＋ **renal**（腎臓）＋ **ectomy**（切開）

語源ノート

古代ギリシア語で「腎臓」を意味するnephrosはラテン語ではrenで、renalは「腎臓の」、「レニン(renin)」は腎臓から分泌される酵素。副腎adrenal gland〈ad(側)+ renal（腎臓の）、gland（腺）〉は文字通り腎臓に接する臓器であり、ストレス下でアドレナリンadrenalineというホルモンを分泌する。

renogram

[ríːnəɡræm]

名 レノグラム

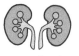

reno（腎臓）＋ gram（記録図）

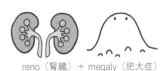

reno（腎臓）＋ megaly（肥大症）

renomegaly

[rìːnəmégəli]

名 腎肥大症

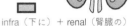

infra（下に）＋ renal（腎臓の）

infrarenal

[ìnfrəríːnl]

形 腎動脈下の

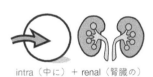

intra（中に）＋ renal（腎臓の）

intrarenal

[ìntrəríːnl]

形 腎内の

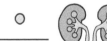

supra（上に）＋ renal（腎臓の）

suprarenal

[sùːprəríːnl]

形 腎上の、副腎の

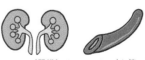

reno（腎臓）＋ vascular（血管の）

renovascular

[rìːnouvǽskjulər]

形 腎血管性の

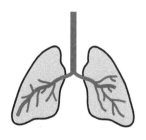

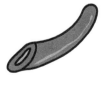

第3章

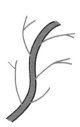

循環器編

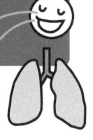

angi(o)

血管

angiitis

[ǽndʒiáitis]

名 血管炎

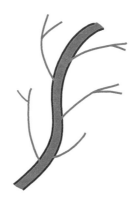

angi（血管）＋ **itis**（炎）

語源ノート

古代ギリシャ語の「容器」や「入れ物」を表す angos から生まれた語で、angio は医学用語では「血管」の意味で使われる。「紫陽花」の hydrangea は＜ hydr（水）＋ angea（容器）＞が語源で、カップ状の紫陽花の種子のさやが水がめに似ていたことに由来する。

angioma

[ǽndʒióumə]

名 血管腫

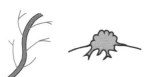

angi（血管）＋ oma（腫瘍）

angio（血管）+ blast（芽細胞）

angioblast

[ǽndʒiəblæst]

名 血管芽細胞

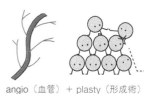

angio（血管）+ plasty（形成術）

angioplasty

[ǽndʒiəplæsti]

名 血管形成術

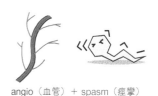

angio（血管）+ spasm（痙攣）

angiospasm

[ǽndʒiouspǽzm]

名 血管痙攣

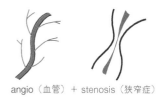

angio（血管）+ stenosis（狭窄症）

angiostenosis

[ǽndʒioustinóusis]

名 血管狭窄症

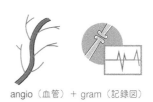

angio（血管）+ gram（記録図）

angiogram

[ǽndʒiəgræm]

名 血管造影図

arter(i),aorta

（大）動脈

aorta

[eió:rtə]

名 大動脈
aortic 形 大動脈の
aortic aneurysm 大動脈瘤

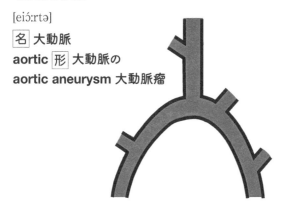

aorta（大動脈）

語源ノート

「動脈 (artery)」は、血液を心臓から体の各部位に運ぶ血管だが、この単語は古代ギリシャ語で「持ち上げる」という意味の aeirein に由来する。「大動脈 (aorta)」も同じ語源で、全ての「血管がぶらさがるもの」が原義である。

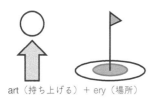

art（持ち上げる）＋ ery（場所）

artery

[á:rtəri]

名 動脈
arterial 形 動脈の

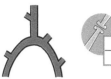

arteri（動脈）＋ graphy（造影法）

arteriography

[ɑ:rtì(ə)riágrəfi]

名 動脈造影法

関連 **aortography**
大動脈造影法

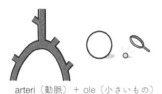

arteri（動脈）＋ ole（小さいもの）

arteriole

[ɑ:rtí(ə)riòul]

名 細動脈

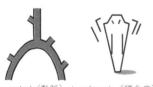
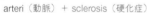

arteri（動脈）＋ sclerosis（硬化症）

arteriosclerosis

[à:rtiriouskləróusəs]

名 動脈硬化症

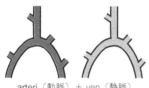

arteri（動脈）＋ ven（静脈）
＋ ous（形容詞に）

arteriovenous

[à:rtiouvénəs]

形 動静脈の

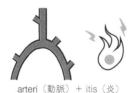

arteri（動脈）＋ itis（炎）

arteritis

[à:rtəráitis]

名 動脈炎
aortitis 大動脈炎

bronch(o)

気管支

bronchus

[bráŋkəs]

名 気管支

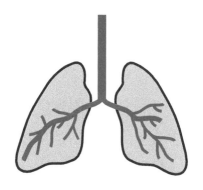

bronchus（気管支）

語源ノート

古代ギリシャ語で「気管」や「喉」を表す bronkhos に由来する。形容詞は bronchial「気管支の」。また、指小辞の ole をつけた bronchiole は「細気管支」に。

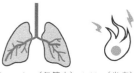

broncho（気管支）＋ itis（炎症）

bronchitis

[braŋkáitis]

名 気管支炎

bronchiolitis

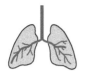

bronchiol（細気管支）+ itis（炎症）

[brὰŋkiəláitis]

名 細気管支炎

bronchiectasis

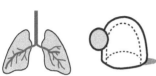

broncho（気管支）+ ectasis（拡張症）

[brὰŋkiéktəsis]

名 気管支拡張症

bronchophony

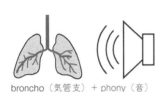

broncho（気管支）+ phony（音）

[brὰŋkoufóuni]

名 気管支音

bronchography

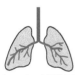

broncho（気管支）+ graphy（記録図）

[braŋkágrəfi]

名 気管支造影法

bronchoscope

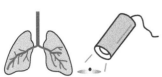

broncho（気管支）+ scope（鏡）

[brάŋkəskòup]

名 気管支鏡

cardi(o)

心臓、噴門

cardioid

[kɑ́:rdiɔ̀id]

名 心臓形

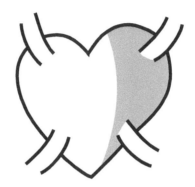

cardi(o)（心臓）＋ oid（似た）

語源ノート

「心臓」はheartだが、これは印欧祖語で「中心」を表すkerdに遡る。このkerdは古代ギリシア語経由では、cardに変化し、cardi(o)の形で英語に借入された。「心拍停止」は、cardiac arrest、「心不全」はcardiac failure。ちなみに、ラテン語経由ではcoreに変化し、core（中核、芯）、courage（勇気）、cordial（心からの）、record（記録）などの語がある。

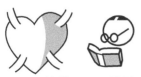

cardi(o)（心臓）＋ logy（学問）
＋ ist（人）

cardiologist

[kɑ̀:diálədʒist]

名 循環器内科医

cardiomyopathy

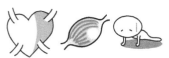

cardi(o)（心臓）+ myo（筋）+ pathy（障害）

[kà:rdioumaiápəθi]

名 心筋症

cardiopulmonary

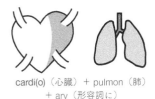

cardi(o)（心臓）+ pulmon（肺）
+ ary（形容詞に）

[kà:dioupʌlmən(ə)ri]

形 心肺の

intracardiac

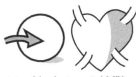

intra（中に）+ cardi（心臓）
+ ac（形容詞に）

[ìntrəká:rdiæk]

形 心腔内の

dextrocardia

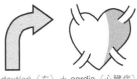

dext(er)（右）+ cardia（心臓症）

[dèkstrouká:rdiə]

名 右心症

sinistrocardia

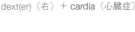

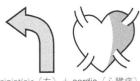

sinist(e)r（左）+ cardia（心臓症）

[sìnəstrəká:rdiə]

名 左心症

hemo,hemato

血液

hematologist

[hìːmətáːlədʒist]

名 血液学者、血液内科医

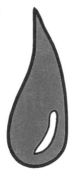

hemato（血液）＋ **logist**（学者）

語源ノート

古代ギリシア語で「血液」を意味する hemato に由来する。ラテン語では haemo だが、フランス語を経由して、hemo に変化した。「ヘモグロビン (hemoglobin)」は赤血球の赤い色素で、肺から全身に酸素を運ぶ役割を果たすが、＜ hemo（血液）＋ globe（小球）＞が語源である。

hemangioma

[hìːmæ̀ndʒióumə]

名 血管腫

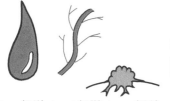

hem（血液）＋ angi（血管）＋ oma（腫瘍）

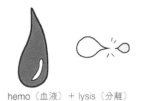

hemolysis

[hi:máləsis]

名 溶血

hemo（血液）+ lysis（分離）

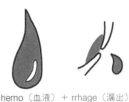

hemorrhage

[héməridʒ]

名 出血

hemo（血液）+ rrhage（漏出）

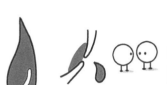

hemorrhoid

[hém(ə)ridʒ]

名 痔

hemo（血液）+ rrhea（漏出）+ oid（似た）

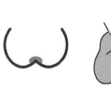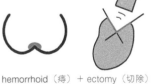

hemorrhoidectomy

[hèm(ə)rɔidéktəmi]

名 痔核切除

hemorrhoid（痔）+ ectomy（切除）

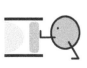

hemostat

[hí:məstæt]

名 止血剤

hemo（血液）+ stat（止める）

lymph(o)

リンパ

lymphocyte

[límfousàit]

名 リンパ球

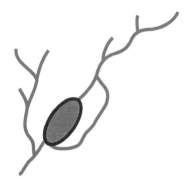

lympho（リンパ）＋ **cyte**（細胞）

語源ノート

「リンパ液 (lymph)」はラテン語で「澄んだ水」を表す lympha に由来するが、この語はもともとはギリシャ神話に登場し、海、川、山、森などに住むと言われる少女の姿をした妖精のニンフ (nymph) と同じ語源である。nymphet は「性的に魅力のある美少女」の意味があるが、この連想から nymph には「女性の性欲」や「小陰唇」の意味を持つようになった。

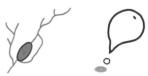

lymph（リンパ）＋ poiesis（生成）

lymphopoiesis

[lìmfoupɔií:sis]

名 リンパ球生成

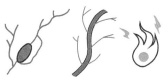

lymphangitis

[lìmfændʒáitis]

名 リンパ管炎

lymph（リンパ）+ ang（血管）+ itis（炎症）

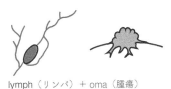

lymphoma

[limfóumə]

名 リンパ腫

lymph（リンパ）+ oma（腫瘍）

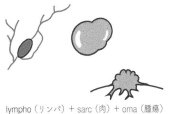
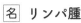

lymphosarcoma

[lìmfousɑːrkóumə]

名 リンパ肉腫

lympho（リンパ）+ sarc（肉）+ oma（腫瘍）

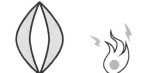

nymphitis

[ninfáitis]

名 小陰唇炎

nymph（小陰唇）+ itis（炎症）

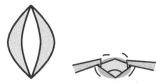

nymphotomy

[ninfátəmi]

名 小陰唇切開

nympho（小陰唇）+ tomy（切開）

pneu,pneum(o),pneumat(o)

空気、呼吸、肺

apnea

[ǽpniə]

名 無呼吸

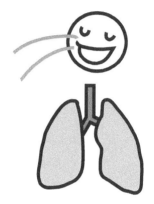

a（〜がない）＋ pnea（呼吸）

語源ノート

古代ギリシア語で「空気」「呼吸」「風」「臭い」などの意味を表す pneuma に由来し、さらには印欧祖語で「流れる」を意味する pleu に遡る。flow（流れる）、float（漂う）、fly（飛ぶ）、flood（洪水）なども同じ語源である。

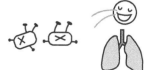

dys（異常）＋ pnea（呼吸）

dyspnea

[dispníːə]

名 呼吸困難

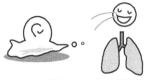

brady（遅い）＋ pnea（呼吸）

bradypnea

[brədípniə]

名 徐呼吸

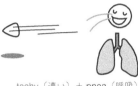

tachy（速い）＋ pnea（呼吸）

tachypnea

[tækípniə]

名 頻呼吸

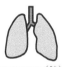

pneumon（肺）＋ ia（症状）

pneumonia

[n(j)umóuniə]

名 肺炎

pneumon（呼吸）＋ ectomy（切除）

pneumonectomy

[n(j)ù:mənéktəmi]

名 肺切除術

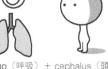

pneumo（呼吸）＋ cephalus（頭）

pneumocephalus

[n(j)ù:mouséfələs]

名 気脳症

vas,ves

血管、管

vascular

[vǽskjulər]

形 血管の

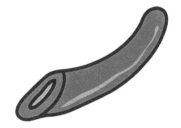

vastul（血管）＋ **ar**（形容詞に）

語源ノート

ラテン語で「管」や「容器」を表す vasculum の形容詞形の vascularis
に由来する。「容器」や「大型の船」の vessel も同じ語源からで、vessel
にも、血液などを通す「管」の意味がある。

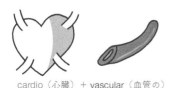

cardiovascular

[kà:rdiouvǽskjələr]

形 心血管系の

cardio（心臓）＋ vascular（血管の）

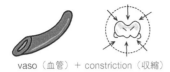

vaso（血管）＋ constriction（収縮）

vasoconstriction

[vèizəkənstríkʃ(ə)n]

名 血管収縮

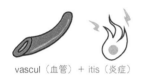

vascul（血管）＋ itis（炎症）

vasculitis

[væskjəláitis]

名 血管炎

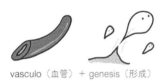

vasculo（血管）＋ genesis（形成）

vasculogenesis

[væskjələdʒénəsis]

名 脈管形成

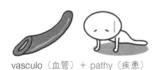

vasculo（血管）＋ pathy（疾患）

vasculopathy

[væskjəlápəθi]

名 血管症

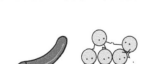

vaso（血管）＋ plasty（形成）

vasoplasty

[vèizúplæsti]

名 血管形成

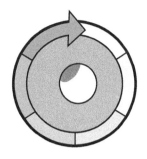

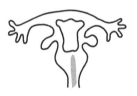

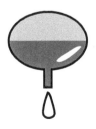

第4章

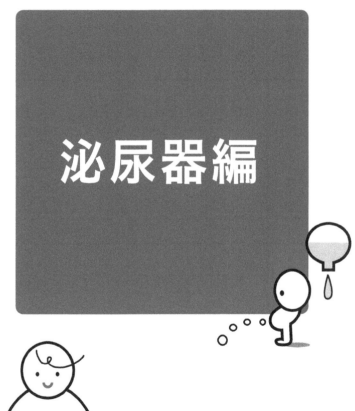

泌尿器編

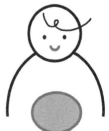

cyst(o)

膀胱

cystitis

[sistáitis]

名 膀胱炎

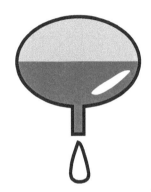

cyst（膀胱）＋ itis（炎症）

語源ノート

cyst は古代ギリシア語で、膀胱の形をした「小袋」や「嚢胞」の意味を
表す kystis がラテン語経由で英語に借入されたもので、日常語では、
bladder を用いる。bladder は、「芽」や「芽」の意味の blast と同様に、
「膨れる」が語源。

cystectomy

[sistéktəmi]

名 嚢胞核出術

cyst（嚢胞）＋ ectomy（切除術）

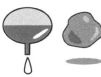

cystolithiasis

[sìstouliθáiəsis]

名 膀胱結石

cysto（膀胱）+ lith（石）+ iasis（症状）

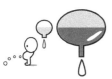

urethrocystograph

[jùːrθruːsistóugræf]

名 膀胱尿道造影法

urethro（尿道）+ cysto（膀胱）+ graph（記録図）

cystorrhaphy

[sistárəfi]

名 膀胱縫合術

cysto（膀胱）+ rrhaphy（縫合術）

cystoscopy

[sistáskəpi]

名 膀胱鏡検査法

cysto（膀胱）+ scopy（検査）

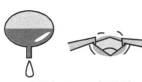

cystotomy

[sistátəmi]

名 膀胱切開術

cysto（膀胱）+ tomy（切開術）

embry(o)

胎芽、胎児、胚

embryo

[émbriòu]

名 胎芽、胚

embryonic 形 胎児の、胚芽の

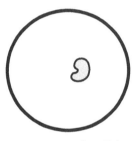

embryo（胎芽）

語源ノート

「胎芽」「胎児」「胚」の意味の embryo は古代ギリシア語の embryon が語源で、印欧祖語で＜子宮の em（中で）＋ bryein（膨れる）＞に由来する。人間の場合、fetus「胎児」は受精後 8 週間以上の生体を指すが、embryo はそれ以前の状態を表す。embryo は比ゆ的に「始まり」や、発達の「初期」の意味でも使われる。

embryo（胎児）＋ cardia（心臓）

embryocardia

[èmbrioukáːrdiə]

名 胎児心音

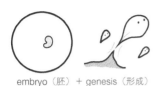

embryogenesis

[èmbrioudʒénəsis]

名 胚形成

embryo（胚）+ genesis（形成）

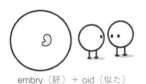

embryoid

[émbriɔ̀id]

形 胚様の

embry（胚）+ oid（似た）

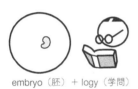

embryology

[èmbriálədʒi]

名 発生学

embryo（胚）+ logy（学問）

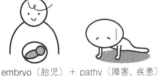

embryopathy

[èmbriápəθi]

名 胎児障害

embryo（胎児）+ pathy（障害、疾患）

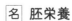

embryotrophy

[èmbriátrəfi]

名 胚栄養

embryo（胚）+ trophy（栄養）

hyster(o)

子宮

hysteropathy

[hìstərápəθi]

名 子宮疾患

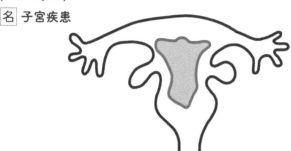

hystero（子宮）＋ **pathy**（疾患）

語源ノート

神経症の一種である「ヒステリー(hysteria)」のhysterは「子宮」という意味の古代ギリシア語であるが、かつてヒステリーは子宮の機能障害が原因だと考えられていたことに由来する。hysteriaの形容詞はhysterical「ヒステリーの」、hystericsは「ヒステリーの発作」の意味に。

hysterectomy

[hìstəréktəmi]

名 子宮摘出術

hystero（子宮）＋ ectomy（摘出）

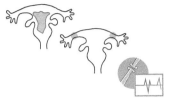

hysterosalpingography

[hìstərəsælpiŋ góugræfi]

名 子宮卵管造影法

hystero（子宮）+ salpingo（卵管）+ graphy（記録法）

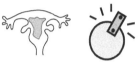

hysteropexy

[hìstəroupéksi]

名 子宮固定術

hystero（子宮）+ pexy（固定術）

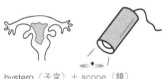

hysteroscope

[hístərouskòup]

名 子宮鏡

hystero（子宮）+ scope（鏡）

hysterospasm

[hìstərouspǽzm]

名 子宮痙攣

hystero（子宮）+ spasm（痙攣）

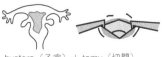

hysterotomy

[hìstərátəmi]

名 子宮切開術

hystero（子宮）+ tomy（切開）

men(o)

月経

menstruation

[mènstruéiʃən]

名 月経

menstruate 動 出血する

mens（月経）＋ **ation**（名詞に）

語源ノート

　古代ギリシア語で「月」を表すmenosやラテン語のmensisに由来する。太陰暦では、新月から次の新月までの期間がmonthだが、この周期と同じように女性の子宮から血液が分泌される月経がmensisで、この複数形のmensesが「月経」の意味で使われる。

amenorrhea

[eimènəríːə]

名 無月経

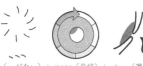

a（～がない）＋ meno（月経）＋ rrhea（漏出）

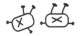

dysmenorrhea

[dìsmenəríə]

名 月経困難症

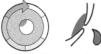

dys（異常）+ meno（月経）+ rrhea（漏出）

menopause

[ménəpɔ̀:z]

名 閉経

meno（月経）+ pause（止まる）

menorrhagia

[mènəréidʒiə]

名 月経過多

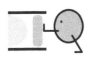

meno（月経）+ rrhagia（過剰漏出）

oligomenorrhea

[àligoumenərí:ə]

名 過少月経

oligo（少ない）+ meno（月経）+ rrhea（漏出）

postmenopausal

[pòustmenəpɔ́:z(ə)l]

名 閉経後の

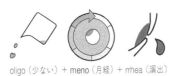

post（後に）+ meno（月経）+ paus（止まる）
+ al（形容詞に）

metr(o)

母、子宮

metritis

[mitráitis]

名 子宮炎

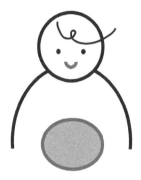

metri（子宮）＋ **itis**（炎症）

語源ノート

フランスのパリの地下を走る「メトロ(Metro)」はフランス語のChemin de Fer Métropolitain、つまり、「大都市(metropolitan)の鉄(fer)の(de)道(chemin)」に由来するが、metropolitanの語源は＜metro（母）＋polis（都市）＋an（形容詞に）＞で、「母なる都市の」が原義。医学用語では、このmetr(o)は母の元となる「子宮」を意味する。

endometriosis

[èndoumi:trióusis]

名 子宮内膜症

endo（中に）＋ metri（子宮）＋ osis（症状）

myometrium

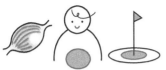

[màioumí:triəm]

名 子宮筋層

myo（筋）＋ metr（子宮）＋ ium（場所）

myometritis

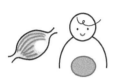

[màioumitráitis]

名 子宮筋層炎

myo（筋）＋ metr（子宮）＋ itis（炎症）

metrocyte

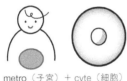

[mí:trəsait]

名 母細胞

metro（子宮）＋ cyte（細胞）

metrorrhagia

[mì:trəréidʒiə]

名 不正子宮出血

metro（子宮）＋ rrhagia（過剰漏出）

metrorrhexis

[mì:trəréksis]

名 子宮破裂

metro（子宮）＋ rrhexis（破裂）

orchi(do)

睾丸

orchiditis

[ɔ́ːrkidáitis]

名 睾丸炎

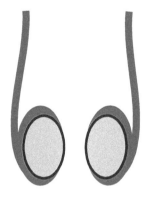

orchid（睾丸）＋ itis（炎症）

語源ノート

植物の「蘭（らん）」の英語はorchidで、蘭の根がラテン語で「睾丸」を意味するorchisに似ていることから名づけられた。イギリスでは外国産の蘭をorchidと呼ぶ一方、自国の野生種をorchisと呼び、区別している。

orchialgia

[ɔ́ːrkidǽldʒ]

名 睾丸痛

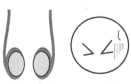

orchid（睾丸）＋ algia（痛み）

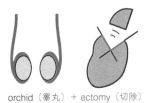

orchid（睾丸）＋ ectomy（切除）

orchidectomy

[ɔ:rkidéktəmi]

名 睾丸摘除術

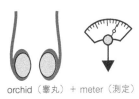

orchid（睾丸）＋ meter（測定）

orchidometer

[ɔ:rkidάmətər]

名 精巣測定器

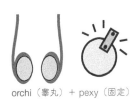

orchi（睾丸）＋ pexy（固定）

orchiopexy

[ɔ:rkiəpéksi]

名 睾丸固定術

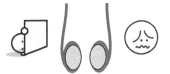
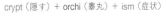

crypt（隠す）＋ orchi（睾丸）＋ ism（症状）

cryptorchism

[kriptɔ́:rkizm]

名 停留精巣

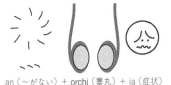

an（〜がない）＋ orchi（睾丸）＋ ia（症状）

anorchia

[einɔ́:rkiə]

名 無精巣症

ova,ovar(i),oophoro,oo

卵、卵巣

oophoritis

[òuəfəráitis]

名 卵巣炎

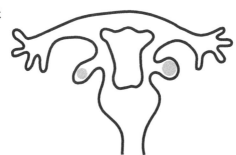

oophor（卵巣）＋ itis（炎症）

語源ノート

「卵」はギリシア語では、oonだが、ラテン語ではovumになる。oval
は「卵（形の）」、ovaryは「卵巣」、ovarianは「卵巣の」、oviductは「卵
管」、ovoidは「卵形の」、uniovularは「一卵性の」、biovularは「二卵性
の」、ovulationは「排卵」などの意味になる。

ovarialgia

[òuveriǽldʒə]

名 卵巣痛

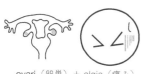

ovari（卵巣）＋ algia（痛み）

ovariectomy

[òuveriéktəmi]

名 卵巣摘出

ovari（卵巣）＋ ectomy（切除）

ovariorrhexis

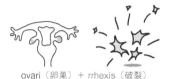

[òuveriréksis]

名 卵巣破裂

ovari（卵巣）＋ rrhexis（破裂）

oophorectomy

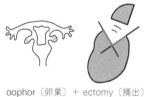

[òuəfəréktəmi]

名 卵巣摘出

oophor（卵巣）＋ ectomy（摘出）

oocyte

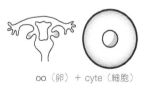

[òuəsáit]

名 卵母細胞

oo（卵）＋ cyte（細胞）

oogenesis

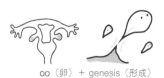

[òuədʒénəsis]

名 卵子形成

oo（卵）＋ genesis（形成）

uri,ure,uria

尿

anuria

[ən(j)ú(ə)riə]

形 無尿症

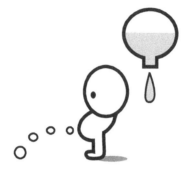

an（〜がない）＋ **uria**（尿）

語源ノート

urine は「尿」「小便」、urinate は「排尿する」「小便をする」、urinary は
「尿の」「泌尿器の」、urinalysis は＜uri（尿）＋ analysis（分析）＞から、
「尿検査」の意味になる。また、「酸性尿」なら aciduria、「アルカリ尿
症」なら alkaluria。ureter は「尿管」、urethra は「尿道」。

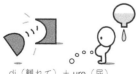

di（離れて）＋ ure（尿）
＋ tic（形容詞に）

diuretic

[dàiərétik]

形 利尿の

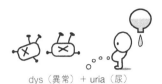

dysuria

[dìsju(ə)rí:ə]

名 排尿障害

dys（異常）+ uria（尿）

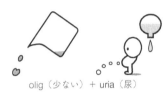

oliguria

[àligú(ə)riə]

名 乏尿

olig（少ない）+ uria（尿）

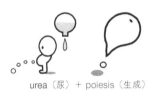

ureapoiesis

[(j)ù(ə)riəpɔií:sis]

名 尿素形成

urea（尿）+ poiesis（生成）

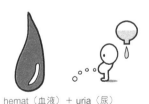

hematuria

[hì:mət(j)ú(ə)riə]

名 血尿

hemat（血液）+ uria（尿）

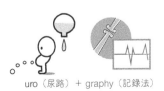

urography

[jù(ə)rágrəfi]

名 尿路造影法

uro（尿路）+ graphy（記録法）

vagin(o)

膣、鞘

vagina

[vədʒáinə]

名 膣

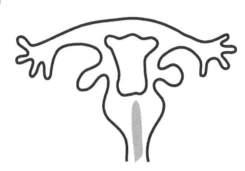

vagina（膣）

語源ノート

古代ローマの剣闘士は「グラディエーター (gladiator)」だが、ラテン語で、gladius は「短い刀剣」のことで、その刀剣を納める鞘が vagina と呼ばれたことよる。

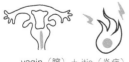

vagin（膣）＋ itis（炎症）

vaginitis

[væ̀dʒənáitis]

名 膣炎

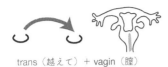

trans（越えて）＋ vagin（膣）

transvaginal

[trænsvædʒənl]

形 経膣の

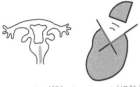

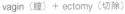

vagin（膣）＋ ectomy（切除）

vaginectomy

[vædʒənéktəmi]

名 膣切除術

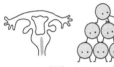

vagino（膣）＋ plasty（形成）

vaginoplasty

[vədʒáinəplǽsti]

名 膣形成術

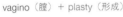

vagin（膣）＋ osis（症状）

vaginosis

[vædʒənousis]

名 膣症

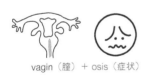

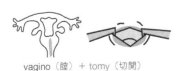

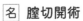

vagino（膣）＋ tomy（切開）

vaginotomy

[vædʒənátəmi]

名 膣切開術

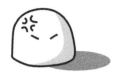

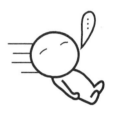

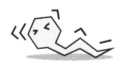

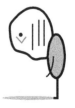

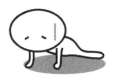

第 5 章

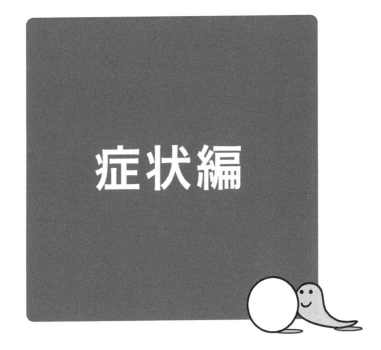

症状編

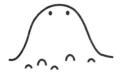

acid(o),acu

酸、尖った

acute

[əkjúːt]

形 急性の

関連 **chronic**
慢性的な

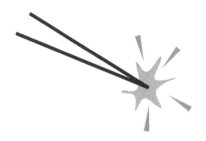

acu（尖った）

語源ノート

印欧祖語でakの音は「鋭い」とか「刺す」という意味を持つ。酸っぱいものを舐めると舌を刺すような感覚になることから、acid は「酸」や「酸性の」の意味に、「急性の (acute)」も刺すような鋭い痛みの連想から生まれた。

acid（酸）＋ emia（血症）

acidemia

[æsədíːmiə]

名 酸血症

acupuncture

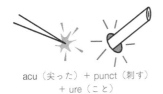

acu（尖った）+ punct（刺す）
+ ure（こと）

[ǽkjupʌ́ŋktʃər]

名 鍼療法

acupressure

acu（尖った）+ pressure（圧力）

[ǽkjuprélʃər]

名 指圧療法

aciduria

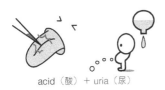

acid（酸）+ uria（尿）

[ǽsəd(j)ú(ə)riə]

名 酸性尿

acidosis

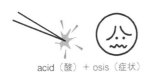

acid（酸）+ osis（症状）

[ǽsədóusis]

名 アシドーシス、酸性症
acid 形 酸性の
acetic 形 酸味の

hyperacidity

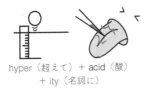

hyper（超えて）+ acid（酸）
+ ity（名詞に）

[hàipərəsídəti]

名 胃酸過多症

acro

先端

acromion

[əkróumiən]

名 肩峰（肩甲骨の最も外側にある
とげ状突起物）

acro（先端）＋ **ion**（もの）

語源ノート

acid（酸）と同様に、acroも刺すイメージから、「先の尖った」意味を表し、さらに先の尖った「高い所」の意味を持つようになった。ギリシャの首都・アテネの小高い丘の「アクロポリス (acropolis)」は文字通り、「高い所にある都市」、サーカスの「アクロバット (acrobat)」も、「先端を歩くこと」が原義。

acrocephaly

[ækrəséfəli]

名 尖頭症

acro（先端）＋ cephaly（頭）

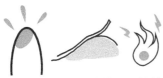

acrodermatitis

[æ̀krədə:rmətáitis]

名 先端皮膚炎

acro（先端）+ dermat（皮膚）+ itis（炎症）

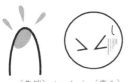

acrodynia

[æ̀kroudíniə]

名 先端疼痛症

acr（先端）+ odynia（痛み）

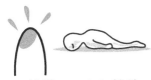

acroparalysis

[æ̀krəpərǽləsis]

名 先端麻痺

acro（先端）+ paralysis（麻痺）

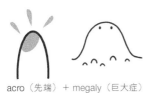

acromegaly

[æ̀krəmégəli]

名 先端巨大症

acro（先端）+ megaly（巨大症）

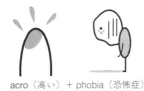

acrophobia

[æ̀krəfóubiə]

名 高所恐怖症

acro（高い）+ phobia（恐怖症）

astr(o)

星

astroid

[ǽstrɔid]

形 星状の

astral 形 星の

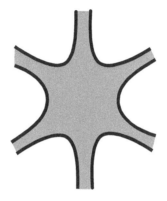

astr（星）＋ oid（似た）

語源ノート

「星」を表す star の元になった語が古代ギリシア語の astron で、元は「星」「外宇宙」「天体」などの意味を持つ。「星印」は「アスタリスク(asterisk)」、「天文学」は astronomy、「宇宙飛行士」は astronaut、「占星術」は astrology。

astro（星）＋ phobia（恐怖症）

astraphobia

[æstrəfóubiə]

名 電光雷鳴恐怖症

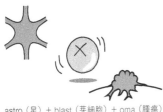

astroblastoma

[æstroublæstóumə]

名 星状膠芽細胞腫

astro（星）+ blast（芽細胞）+ oma（腫瘍）

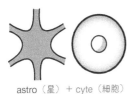

astrocyte

[æstrəsàit]

名 星状膠細胞

astro（星）+ cyte（細胞）

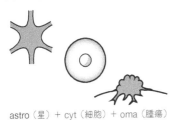

astrocytoma

[æstrəsaitóumə]

名 星状膠細胞腫

astro（星）+ cyt（細胞）+ oma（腫瘍）

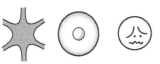

astrocytosis

[æstrəsaitóusis]

名 星状膠細胞増加症

astro（星）+ cyt（細胞）+ osis（症状）

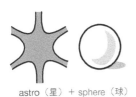

astrosphere

[æstrousfiər]

名 星状体

astro（星）+ sphere（球）

hidro,hydro

水、汗

hidrosis

[haidróusis]

名 多汗症

hidrotic 形 多汗症の

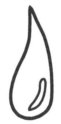

hidro（汗）＋ **osis**（症状）

語源ノート

古代ギリシア語で「水」を意味するhydropsは英語ではhyが取れてdropsyになると、「水腫」「浮腫」の意味になる。「水素」のhydrogenは＜hydro（水）＋gen（生まれる）＞が語源である。「炭化水素」はhydrocarbon、「炭水化物」はcarbohydrate、「脱水症状」はdehydrationと言う。

anhidrosis

[æ̀nhaidróusis]

名 無汗症

an（〜がない）＋ hidro（汗）＋ osis（症状）

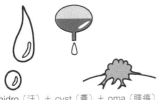

hidrocystoma

[hàidrousistóumə]

名 汗腺嚢腫

hidro（汗）+ cyst（嚢）+ oma（腫瘍）

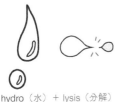

hydrolysis

[haidrálǝsis]

名 加水分解

hydro（水）+ lysis（分解）

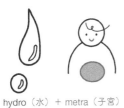

hydrometra

[hàidroumétrə]

名 子宮留水腫

hydro（水）+ metra（子宮）

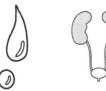

hydronephrosis

[hàidrounəfróusis]

名 水腎症

hydro（水）+ nephrosis（ネフローゼ）

hydrophobia

[hàidrəfóubiə]

名 恐水症（狂犬病の別名）

hydro（水）+ phobia（恐怖）

kerat(o)

角

keratitis

[kèrətáitis]

名 角膜炎

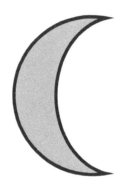

kerat（角）＋ itis（炎症）

語源ノート

古代ギリシア語で、動物の「角」や目の「角膜」を表す keras の所有格が kerato「角の」であるが、この語は印欧祖語で「角」「頭」を意味する ker に遡る。「角（かど）」の corner や「角膜」の cornea も同じ語源。

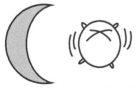

keratectasia

[kèrətektéiʒə]

名 角膜拡張症

kerat（角）＋ ectasis（拡張症）

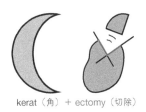

keratectomy

[kèrətéktəmi]

名 角膜切除

kerat（角）+ ectomy（切除）

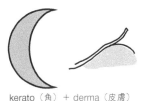

keratoderma

[kèrətədə́:rmə]

名 角皮症

kerato（角）+ derma（皮膚）

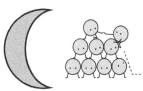

keratoplasty

[kérətouplæ̀sti]

名 角膜移植術

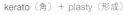

kerato（角）+ plasty（形成）

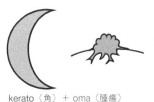

keratoma

[kèrətóumə]

名 角化腫

kerato（角）+ oma（腫瘍）

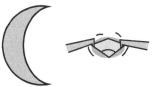

keratotomy

[kèrətátəmi]

名 角膜切開術

kerato（角）+ tomy（切開）

kine

運動

kinesiology

[kinì:siálədʒi]

名 運動生理学

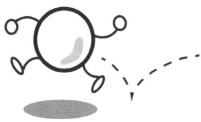

kinesis（運動）＋ **logy**（学問）

語源ノート

古代ギリシア語で「動き」や「運動」を表す kinesis に由来し、kinetics なら「動力学」、kinematics なら「運動学」、物理学で kinesis なら「運動」の意味になる。また、「映画」は movies だが、イギリス英語では cinema で、これも「動くもの」が原義である。

chemokinesis

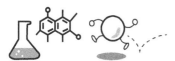

chemo（化学）＋ kinesis（運動）

[kì:moukiní:sis]

名 化学運動性

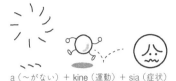

akinesia

[èikiníːʒə]

名 無動

a（〜がない）＋ kine（運動）＋ sia（症状）

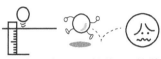

hyperkinesia

[hàipərkiníːʒə]

名 運動過剰症

hyper（超えて）＋ kines（運動）＋ ia（症状）

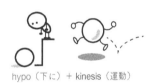

hypokinesis

[hàipoukiníːsis]

名 運動低下、低収縮（心筋の一
部がきちんと収縮しない症
状）

hypo（下に）＋ kinesis（運動）

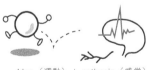

kinesthesia

[kìnəsθíːʒə]

名 運動感覚

kine（運動）＋ esthesia（感覚）

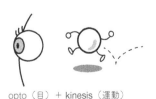

optokinesis

[àptoukiníːsis]

名 視運動性

opto（目）＋ kinesis（運動）

leuk(o)

白い

leukemia

[lu:kí:miə]

名 白血病

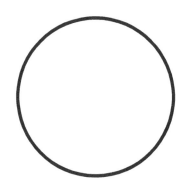

leuko（白い）＋ emia（血症）

語源ノート

印欧祖語で leuk は「光」とか「明るさ」を表し、ギリシア語ではほぼそのままの形に。英語では、ゲルマン語系の light（光）、そのほか、ラテン語系の lux（ルクス＝照度の単位）、lunar（月の）、illuminate（照明する）、illustrate（挿絵を入れる）などがある。

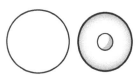

leuko（白い）＋ cyte（細胞）

leukocyte

[lú:kəsàit]

名 白血球

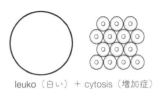

leukocytosis

[lùːkousaitóusis]

名 白血球増加症

leuko（白い）+ cytosis（増加症）

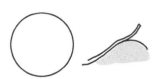

leukoderma

[lùːkədáːrmə]

名 白斑

leuko（白い）+ derma（皮膚）

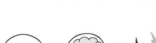

leukoencephalitis

[lùːkəensefəláitis]

名 白質脳炎

leuko（白い）+ encephal（脳）+ itis（炎症）

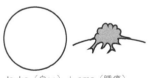

leukoma

[luːkóumə]

名 角膜白斑

leuko（白い）+ oma（腫瘍）

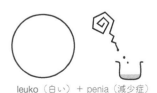

leukopenia

[lùːkəpíːniə]

名 白血球減少症

leuko（白い）+ penia（減少症）

malacia,malaco

軟化、軟らかい

malacia

[məléiʃə]

名 軟化症

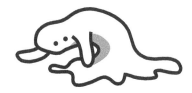

malaco（軟らかい）＋ **ia**（症状）

語源ノート

古代ギリシャ語で「軟らかい」という意味のmalacosに由来するが、さらに印欧祖語のmelに遡る。「溶ける」のmelt、「まろやかな」のmild、ウイスキーの「モルト」のmaltも同じ語源である。ちなみに、「モルト(malt)」は大麦やライ麦が原料だが、これらを醸造する前に水に浸して軟らかくしながら発芽させて乾燥させたものである。

bronchomalacia

[brɑ̀ŋkouməléiʃə]

名 気管支軟化症

broncho（気管支）＋ malacia（軟化）

chondromalacia

[kàndrɔməléiʃə]

名 軟骨軟化症

chondro（軟骨）+ malacia（軟化）

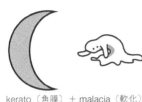

keratomalacia

[kèrətouməléiʃə]

名 角膜軟化症

kerato（角膜）+ malacia（軟化）

laryngomalacia

[lərìŋgouməléiʃə]

名 咽頭軟化症

laryngo（咽頭）+ malacia（軟化）

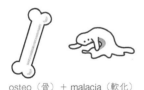

osteomalacia

[àstiouməléiʃə]

名 骨軟化症

osteo（骨）+ malacia（軟化）

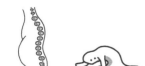

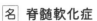

myelomalacia

[màiəlouməléiʃə]

名 脊髄軟化症

myelo（脊髄）+ malacia（軟化）

mega,megalo

巨大な

megalocyte

[mégəlousàit]

名 巨赤血球

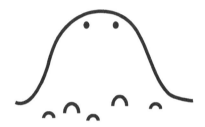

megalo（巨大な）＋ **cyte**（細胞）

語源ノート

古代ギリシア語で「巨大な」「ものすごく大きい」という意味のmegas
に由来する。「拡声器」のmegaphone、データ容量の単位のmegabyte、
「百万トン」のmegaton、「超巨大都市」のmegalopolis、「大型肉食恐竜」
のmegalosaurus、「誇大妄想狂」のmegalomaniaなどがある。

mega（巨大な）＋ cephaly（頭蓋症）

megacephaly

[mègəséfəli]

名 巨頭蓋症

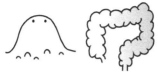

megacolon

[mègəkóulən]

名 巨大結腸

mega（巨大な）+ colon（結腸）

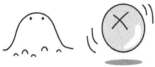

megaloblast

[mègəloublǽst]

名 巨赤芽球

megalo（巨大な）+ blast（芽、胚）

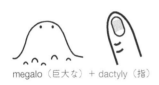

megalodactyly

[mègəloudǽkili]

名 巨指症

megalo（巨大な）+ dactyly（指）

cardiomegaly

[kàːrdioumégəli]

名 心肥大症

cardio（心臓）+ megaly（巨大症）

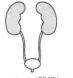

nephromegaly

[nèfroumégəli]

名 腎肥大症

nephro（腎臓）+ megaly（巨大症）

melan(o)

黒い

melanin

[mélənin]

名 メラニン

melan（黒い）＋ in（化学物質）

語源ノート

ニューギニア、フィジー、ニューカレドニア、バヌアツなどの地域一帯をメラネシア (Melanesia) と言うが、これはギリシア語の「黒い (Melan)」＋「島々 (nesia)」に由来する。かつて、ヨーロッパ人が先住民を見た時、ポリネシア人やミクロネシア人と比べて肌の色が黒かったことからつけられもの。

melanoblast

[məlǽnəblǽst]

名 メラニン芽細胞

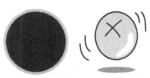

melano（黒い）＋ blast（芽、胚）

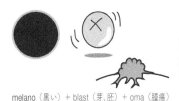

melanoblastoma

[məlǽnəblæstóumə]

名 黒色芽細胞腫

melano (黒い) + blast (芽、胚) + oma (腫瘍)

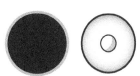
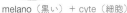

melanocyte

[məlǽnəsàit]

名 メラニン細胞

melano (黒い) + cyte (細胞)

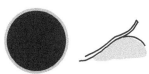
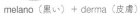

melanoderma

[məlǽnədərmə]

名 黒皮症

melano (黒い) + derma (皮膚)

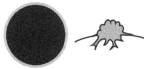

melanoma

[mèlənóumə]

名 黒色腫

melan (黒い) + oma (腫瘍)

melanosis

[mèlənóusis]

名 黒色症

melano (黒い) + osis (症状)

narc(o)

昏睡、麻酔

narcotism

[nɑ́:rkətìzm]

名 睡眠薬中毒

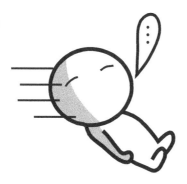

narco（昏睡）＋ tism（病状）

語源ノート

ギリシア神話に登場するナルキッソス (Narcissus) は男性からも愛されるほどの美青年で、ある時、湖面に映った自分の姿に恋焦がれて死んだあと、スイセン (narcissus) の花と化した、という話は有名であるが、スイセンの花の球根には麻酔・鎮静の作用があると言われる。

narcosis

[nɑ:rkóusis]

名 昏睡状態
narcotic 形 催眠の、睡眠薬

narc（昏睡）＋ osis（症状）

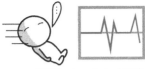

narco（昏睡）+ analysis（分析）

narcoanalysis

[nὰːrkouənǽləsis]

名 麻酔分析

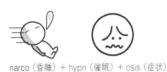

narco（昏睡）+ hypn（催眠）+ osis（症状）

narcohypnosis

[nὰːrkouhipnóusis]

名 麻酔催眠

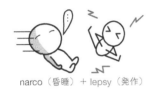

narco（昏睡）+ lepsy（発作）

narcolepsy

[nὰːrkəlépsi]

名 睡眠発作、ナルコレプシー

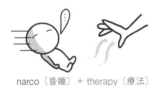

narco（昏睡）+ therapy（療法）

narcotherapy

[nὰːrkouθérəpi]

名 麻酔療法

pre（前に）+ narc（昏睡）+ osis（症状）

prenarcosis

[prìnɑːrkóusis]

名 前麻酔

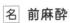

necr(o)

死、死体

necrosis

[nəkróusis]

名 壊死

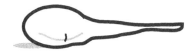

necr（死）＋ osis（症状）

語源ノート

古代ギリシア語で「死」や「死体」を意味する nekros に由来する。「ネクター (nectar)」とは、本来は、＜nec（死）＋tar（克服する）＞が語源で、ギリシア神話やローマ神話に登場する神々が飲む不老長寿の酒のことである。

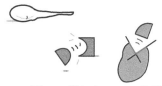

necrosectomy

[nəkrouséktəmi]

名 壊死部摘除

necro（死）＋ se（離れて）＋ ectomy（切除）

necrocytosis

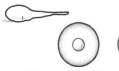

[nèkrousaitóusis]

名 細胞壊死

necro（死）+ cyto（細胞）+ osis（症状）

necrolysis

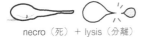

[nəkróulisis]

名 壊死症

necro（死）+ lysis（分離）

necrophilia

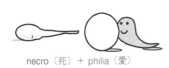

[nèkrəfíliə]

名 死体性愛

necro（死）+ philia（愛）

necrophobia

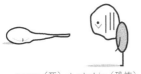

[nèkrəfóubiə]

名 死恐怖症

necro（死）+ phobia（恐怖）

necropsy

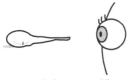

[nékrɑpsi]

名 検死

necr（死）+ opsy（見ること）

path(y)

病気、障害、疾患

idiopathy

[ìdiápəθi]

名 突発性疾患

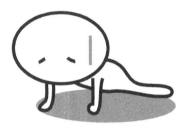

idio（特異な） ＋ pathy（疾患）

語源ノート

古代ギリシア語で「苦しみ」の感情を表す pathos に由来する。psychopath は＜psycho
（精神）＋path（疾患）＞から「精神病者」、apathy は＜a（〜がない）＋pathy（感情）＞
から「無気力症」、antipathy は＜anti（抗）＋pathy（感情）＞から「嫌悪感」、empathy
は＜em（中に）＋pathy（感情）＞から「感情移入」などの意味になる。

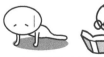

patho（病気）＋ logy（学問）

pathology

[pəθálədʒi]

名 病理学

cytopathy

[saitápəθi]

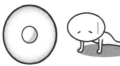

cyto（細胞）+ pathy（障害）

名 細胞障害

dermatopathology

[də̀:rmətəpəθálədʒi]

dermato（皮膚）+ patho（病気）+ logy（学問）

名 皮膚病理学

enteropathy

[èntərápəθi]

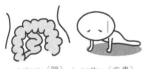

entero（腸）+ pathy（疾患）

名 腸疾患

angiopathy

[æ̀ndʒiápəθi]

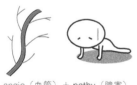

angio（血管）+ pathy（障害）

名 血管障害

pathogenesis

[pæ̀θədʒénəsis]

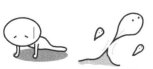

patho（病気）+ genesis（形成）

名 発病

psych(o)

心、精神

psychosis

[saikóusis]

名 精神神経症

psych（精神）＋ **osis**（症状）

語源ノート

古代ギリシア語で「心」や「精神」を表すpsycheが人格化したのがギリシア神話に登場する絶世の美女・プシュケ (Psyche)。プシュケは愛の神・エロス (Eros) の妻である。エロスはローマ神話ではクピド (Cupido) だが、のちに英語ではキューピッド (Cupid) になった。

psychiatry

[sàikáiətri]

名 精神医学

psych（精神）＋ iatry（医療）

psychokinesis

[sàikoukiníːsis]

名 精神発作、念力

psycho（精神）+ kinesis（運動）

psychology

[sàikáʊlədʒi]

名 心理学

psycho（精神）+ logy（学問）

psychopathy

[sàikápəθi]

名 精神病質

psycho（精神）+ pathy（疾患）

psychosomatic

[sàikəsəmǽtik]

名 心身症的

psycho（精神）+ somatic（体の）

psychotherapy

[sàikouθérəpi]

名 心理療法

psycho（精神）+ therapy（療法）

scler(o)

硬い

sclerosis

[skləróusis]

名 硬化症

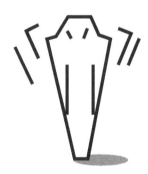

scler（硬い）＋ osis（症状）

語源ノート

古代ギリシア語で「硬い」を意味する skleros に由来するが、さらには印欧祖語で、「乾かす」「枯れる」という意味の skele に遡る。「骸骨」の skeleton は「乾いたもの」が原義で、形容詞の skeletal は「骨格の」「白骨化した」、endoskeleton は「内骨格」、exoskeleton は「外骨格」の意味に。

aortosclerosis

[eiɔ̀ːrtəskləróusis]

名 大動脈硬化症

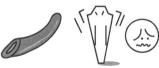

aorto（大動脈）＋ sclerosis（硬化症）

arteriosclerosis

[à:rtəriouskləróusis]

名 動脈硬化症

arterio（動脈）＋ sclerosis（硬化症）

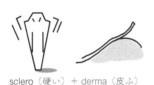

scleroderma

[sklərədə́:rmə]

名 皮ふ硬化症

sclero（硬い）＋ derma（皮ふ）

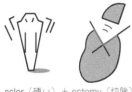

sclerectomy

[skləréktəmi]

名 強膜切除術

scler（硬い）＋ ectomy（切除）

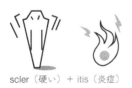

scleritis

[skləráitis]

名 強膜炎

scler（硬い）＋ itis（炎症）

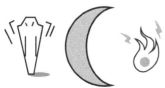

sclerokeratitis

[sklərəkèrətáitis]

名 強膜角膜炎

sclero（硬い）＋ kerat（角）＋ itis（炎症）

spasm(o)

痙攣

spasmogen

[spǽzmədʒen]

名 スパスモーゲン

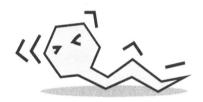

spasmo（痙攣）＋ **gen**（種）

語源ノート

古代ギリシア語で、筋肉がひきつること、つまり「痙攣」を表す spasmos に由来する。spasm は日常語としても、「筋肉のけいれん」や「ひきつけ」の意味で使われ、go into spasm で「ひきつる」「痙攣する」、spasmodic は形容詞で「発作的な」「痙攣性の」の意味。

spasmolysis

[spæ̀zmálǝsis]

名 鎮痙

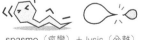

spasmo（痙攣）＋ lysis（分離）

spasmophilia

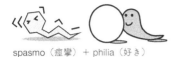

spasmo（痙攣）＋ philia（好き）

[spæzməfíliə]

名 痙攣体質

bronchospasm

broncho（気管支）＋ spasm（痙攣）

[brὰŋkouspǽzm]

名 気管支痙攣

gastrospasm

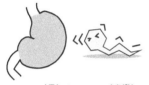

gastro（胃）＋ spasm（痙攣）

[gǽstrəspǽzm]

名 胃痙攣

myospasm

myo（筋）＋ spasm（痙攣）

[màiəspǽzm]

名 筋痙攣

vasospasm

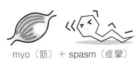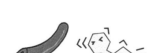

vaso（血管）＋ spasm（痙攣）

[vὰsouspǽzm]

名 血管痙攣

ster(o)

固体、固い

cholesterol

[kəléstəròul]

名 コレステロール

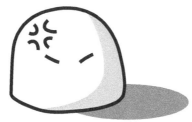

chole（胆汁）＋ ster（固い）＋ ol（物質）

語源ノート

古代ギリシア語で「固い」という意味のsterosに由来し、さらには印欧祖語のsterに遡る。「固定観念」の「ステレオタイプ(stereotype)」、固定するための「のり」や「片栗粉」のstarchも同じ語源である。

steroid

[stí(ə)rɔid]

名 ステロイド（脂肪溶解性の有機化合物）

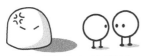

ster（固い）＋ oid（似た）

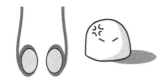

testosterone

[testástəròun]

名 テストステロン

testo（=testicle 睾丸）+ ster（固い）
+ one（もの）

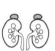

adrenocorticosteroid

[ædríːnoukɔ̀ːrteikoustérɔid]

名 副腎皮質ステロイド

adreno（副腎）+ cortico（皮質）+ steroid（ステロイド）

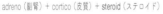

androsterone

[ændrástəròun]

名 アンドロステロン

andro（男性）+ ster（固い）
+ one（もの）

corticosterone

[kɔ̀ːrtikástəròun]

名 コルチコステロン

cortico（皮質）+ ster（固い）
+ one（もの）

ほかにも…

hypercholesterolemia

[hàipərkəlèstəroulíːmiə]

hyper（超えて）+ cholesterol（コレステロール）+ emia（血症）

名 高コレステロール血症

tend(o),ten(o)

腱

tendon

[téndən]

名 腱

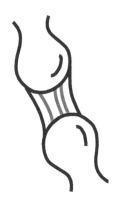

tendon（腱）

語源ノート

「アキレス腱」はAchilles' tendonだが、tendonとはラテン語の tendonemに由来し、本来は「伸びたもの」が原義である。「テンダーロイン (tenderloin)」は＜柔らかい (tender) ＋腰 (loin) ＞の部分の肉のことだが、tenderも柔らかくなるまで薄く伸ばしたことによる。

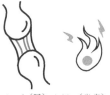

tend（腱）＋ itis（炎症）

tendinitis

[tèndənáitis]

名 腱炎

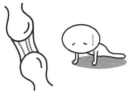

tendinopathy

[tèndənápəθi]

名 腱障害

tend（腱）＋ pathy（障害）

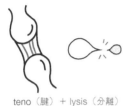

tenolysis

[tenǽləsis]

名 腱剥離

teno（腱）＋ lysis（分離）

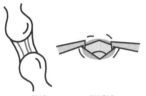

tenotomy

[tənátəmi]

名 切腱術

teno（腱）＋ tomy（切除）

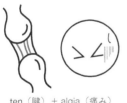

tenalgia

[tenǽldʒə]

名 腱痛

ten（腱）＋ algia（痛み）

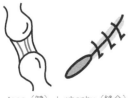

tenorrhaphy

[tənɔ́:rəfi]

名 腱縫合術

teno（腱）＋ rrhaphy（縫合）

therm(o)

熱

thermotherapy

[θə̀ːrmouθérəpi]

名 温熱療法

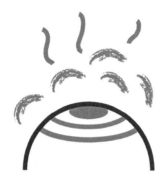

thermo（熱）＋ **therapy**（療法）

語源ノート

古代ギリシア語で、「熱い」「温かい」を表すthermosに由来する。
thermometerは＜thermo（熱）＋meter（測定）＞から「温度計」「体温計」、
thermostatは＜thermo（熱）＋stat（止まる）＞から「温度自動調節器」、形
容詞は、thermal「熱の」で、geothermal powerなら「地熱発電」の意味に。

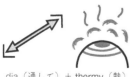

dia（通して）＋ thermy（熱）

diathermy

[dáiəθəːrmi]

名 透熱療法

hyperthermia

hyper（超えて）+ therm（熱）+ ia（症状）

[hàipərθə́:rmiə]

名 高体温症

hypothermia

hypo（下に）+ therm（熱）+ ia（症状）

[hàipəθə́:rmiə]

名 低体温症

normothermia

normo（正常な）+ therm（熱）+ ia（症状）

[nɔ̀:rməθə́:rmiə]

名 平熱

thermalgia

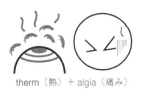

therm（熱）+ algia（痛み）

[θəːrmǽldʒə]

名 温熱性痛覚過敏症

thermography

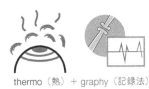

thermo（熱）+ graphy（記録法）

[θəːmágrəfi]

名 サーモグラフィー

68

tropho,trophy

栄養

atrophy

[ǽtrəfi]

名 萎縮症

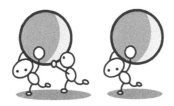

a（〜がない）＋ trophy（栄養）

語源ノート

古代ギリシア語で、「栄養」や「食べ物」を意味するtropheやtrophia に由来する。「筋ジストロフィー」はmuscular dystrophyだが、 dystrophyは＜dys（異常）＋trophy（栄養）＞が語源で、「栄養失調」 「発育異常」のことである。

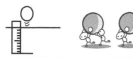

hyper（超えて）＋ trophy（栄養）

hypertrophy

[haipə́:rtrəfi]

名 肥大

adrenoleukodystrophy

[ədríːnoulùːkədístrəfi]

名 副腎白質ジストロフィー

adreno（副腎）+ leuko（白い）+ dystrophy（栄養失調）

amyotrophy

[èimaiátrəfi]

名 筋萎縮

a（～がない）+ myo（筋）+ trophy（栄養）

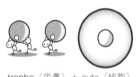

trophocyte

[tráfəsait]

名 栄養細胞

tropho（栄養）+ cyte（細胞）

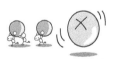

cytotrophoblast

[saitətráfəblæst]

名 細胞性栄養膜

cyto（細胞）+ tropho（栄養）+ blast（芽）

trophoneurosis

[tràfən(j)u(ə)róusis]

名 栄養神経症

tropho（栄養）+ neur（神経）+ osis（症状）

-algia,-alges

痛み

algesia

[ældʒíːziə]

名 痛覚

algesic 形 痛覚の、発痛性の

alges（痛み）＋ **ia**（症状）

語源ノート

故郷を思う気持ちは「郷愁」だが、これはカタカナ語では「ノスタルジア (nostalgia)」。この単語は古代ギリシャ語の＜nostos（帰国）＋algia（痛み）＞が語源で、故郷を愛おしく思う気持ちに由来する。

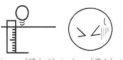

hyper（超えて）＋ alges（痛み）＋ ia（症状）

hyperalgesia

[hàipərældʒíːziə]

名 痛覚過敏

a(n)（〜がない）＋ alges（痛み）
＋ ic（形容詞に）

analgesic

[ǽnəldʒíːzik]

形 鎮痛性の 　　名 鎮痛剤

関連 **analgesia**
名 無痛覚症

encephal（脳）＋ algia（痛み）

encephalalgia

[insèfəlǽldʒiə]

名 頭痛

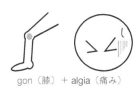

gon（膝）＋ algia（痛み）

gonalgia

[ganǽldʒiə]

名 膝痛

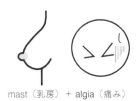

mast（乳房）＋ algia（痛み）

mastalgia

[mæstǽldʒiə]

名 乳房痛

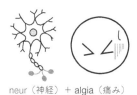

neur（神経）＋ algia（痛み）

neuralgia

[n(j)u(ə)rǽldʒə]

名 神経痛
neuralgic 形 神経痛の

-cele

体腔、腫れ、ヘルニア

celoscope

[síːləskòup]

名 体腔鏡

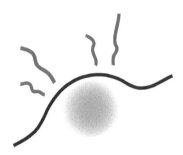

celo（体腔）＋ **scope**（鏡）

語源ノート

ギリシア語の「腫れ」「腫瘍」「破裂」などの意味を持つkeleに由来する。日常語では、hernia（ヘルニア）やrupture（ヘルニア、破裂）が使われる。「血管の破裂」は、the rupture of a blood vessel。

bronchocele

[bráŋkəsìːl]

名 気管支ヘルニア

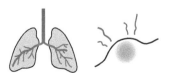

broncho（気管支）＋ cele（腫れ、ヘルニア）

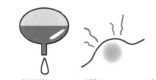

cystocele

[sístəsìːl]

名 膀胱脱

cyst（膀胱）＋ cele（腫れ、ヘルニア）

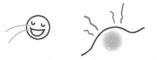

aerocele

[é(ə)rousìːl]

名 気瘤

aero（空気）＋ cele（腫れ、ヘルニア）

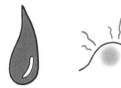

hematocele

[híːmətousìːl]

名 血瘤

hemato（血液）＋ cele（腫れ、ヘルニア）

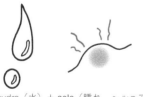

hydrocele

[háidrəsìːl]

名 水腫

hydro（水）＋ cele（腫れ、ヘルニア）

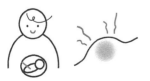

omphalocele

[ɔ́mfəlsìːl]

名 臍帯ヘルニア

ompharo（臍帯）＋ cele（腫れ、ヘルニア）

-emia

血症

anemia

[əníːmiə]

名 貧血

an（〜がない）＋ **emia**（血症）

語源ノート

「血症」の -emia は、古代ギリシヤ語で「血液」を表す haima と「症状」を表す ia が結合した形である。「高血症」は、血液中の脂質成分が異常値になっている状態を指す。

bacteremia

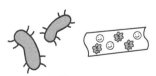

[bæktəríːmiə]

名 菌血症

bacter（細菌）＋ emia（血症）

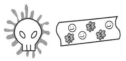

tox（毒）+ emia（血症）

toxemia

[tɑksíːmiə]

名 毒血症

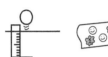

hyper（超えて）+ emia（血症）

hyperemia

[hàipəríːmiə]

名 充血

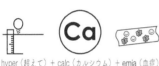

hyper（超えて）+ calc（カルシウム）+ emia（血症）

hypercalcemia

[hàipərkælsíːmiə]

名 高カルシウム血症

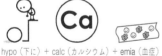

hypo（下に）+ calc（カルシウム）+ emia（血症）

hypocalcemia

[hàipoukælsíːmiə]

名 低カルシウム血症

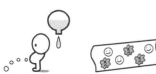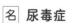

ur（尿）+ emia（血症）

uremia

[ju(ə)ríːmiə]

名 尿毒症

-esthesia

感覚、知覚

anesthesiology

[æ̀nəsθìːziálədʒi]

名 麻酔学

関連 **anesthesia**
名 麻酔

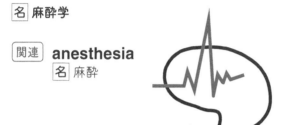

an（〜がない）＋ **esthes**（感覚）＋ **logy**（学問）

語源ノート

「全身美容師」は「エステティシャン (esthetician)」、形容詞の esthetic は「美的な」「美的感覚のある」という意味だが、esthe は「感じる」という意味の印欧祖語に由来する。esthesia は「感じる症状」から「感覚」や「知覚」の意味に。「局所麻酔」は local anesthesia、「全身麻酔」は general anesthesia。

dysesthesia

[disəsθíːʒə]

名 感覚障害、異常感覚

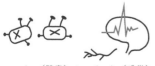

dys（障害）＋ esthesia（感覚）

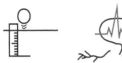

hyperesthesia

[hàipərəsθíːʒə]

名 知覚過敏、感覚鈍麻

hyper（超えて）＋ esthesia（感覚）

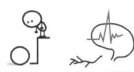

hypesthesia

[hìpəsθíːʒə]

名 知覚減退

hyp（下に）＋ esthesia（感覚）

paresthesia

[pæ̀rəsθíːʒə]

名 知覚異常、錯感覚

par（そばに、異常）＋ esthesia（感覚）

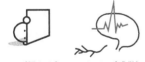

cryptesthesia

[krìptesθíːʒə]

名 潜在性知覚力

crypt（隠れた）＋ esthesia（感覚）

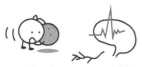

synesthesia

[sìnəsθíːʒə]

名 共感覚

syn（共に）＋ esthesia（感覚）

gen, -genic, -genous, -genesis

種、生まれる

gene
[dʒíːn]

名 遺伝子

genetic 形 遺伝子の
genetics 名 遺伝子学

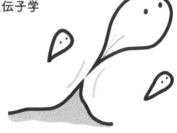

gene（遺伝子）

語源ノート

印欧祖語で「産む」「生まれる」という意味のgeneに由来する。「世代 (generation)」、「性別 (gender)」、「生まれつきの (congenital)」、「天才 (genius)」、「純粋な (genuine)」、「優しい (gentle)」、「ジェネリック (generic)」、「優生学 (eugenics)」、「細菌 (germ)」なども全て同じ語源から。

antigen
[ǽntidʒən]

名 抗原

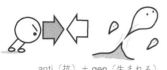

anti（抗）＋ gen（生まれる）

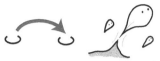

transgene

[trǽnsdʒíːn]

名 導入遺伝子

trans（越えて）＋ gene（生まれる）

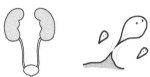

nephrogenesis

[nèfrədʒénəsis]

名 腎形成

nephro（腎臓）＋ genesis（発生、生成）

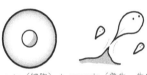

cytogenesis

[sàitədʒénəsis]

名 細胞発生

cyto（細胞）＋ genesis（発生、生成）

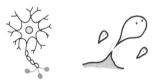

neurogenesis

[n(j)uròudʒénəsis]

名 神経発生

neuro（神経）＋ genesis（発生、生成）

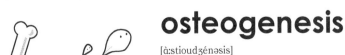

osteogenesis

[àːstioudʒénəsis]

名 骨形成

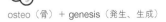

osteo（骨）＋ genesis（発生、生成）

-itis

炎症

labyrinthitis

[l`æbərinθáitis]

名 内耳炎

labyrinth（迷宮）＋ **itis**（炎症）

語源ノート

古代ギリシア語やラテン語で「炎症」を表す itis は英語には１６世紀ごろ、「関節炎 (arthritis)」の形で英語に借入され、以降、体の特定の部位の接尾辞として広く使われるようになった。

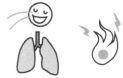

pneumon（肺）＋ itis（炎症）

pneumonitis

[n(j)u:mənáitis]

名 肺臓炎

endocarditis

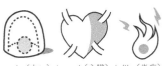

endo（中に）＋ card（心臓）＋ itis（炎症）

[èndoukɑːrdáitis]

名 心内膜炎

myocarditis

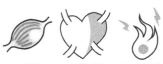

myo（筋）＋ card（心臓）＋ itis（炎症）

[màiəkɑːrdáitis]

名 心膜炎

polymyositis

poly（たくさんの）＋ myo（筋）＋ itis（炎症）

[pàlimaiəsáitis]

名 多発性筋炎

polyneuritis

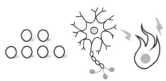

poly（たくさんの）＋ neur（神経）＋ itis（炎症）

[pàlin(j)uráitis]

名 多発性神経炎

tonsillitis

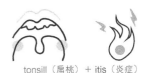

tonsill（扁桃）＋ itis（炎症）

[tànsəláitis]

名 扁桃炎

-penia

欠乏症、減少症

thrombocytopenia

[θràmbousàitəpíːniə]

名 血小板減少症

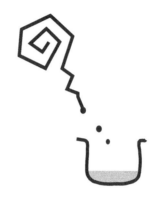

thrombo（血小板）＋ cyto（細胞）＋ penia（減少症）

語源ノート

ギリシア神話で「ペニア (Penia)」は「困窮」の女神だが、プラトンの「饗宴」によれば、ペニアは美の女神・アフロディーテ誕生の祝いの席で、「策略、豊穣」の神であるポロスが酔いつぶれているところに添い寝をして、エロスを身ごもったとされる。

sarcopenia

[sàːrkoupíːniə]

名 筋肉減少症

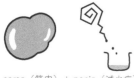

sarco（筋肉）＋ penia（減少症）

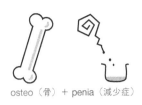

osteo（骨）+ penia（減少症）

osteopenia

[ὰːstioupíːniə]

名 骨粗しょう症

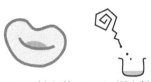

erythro（赤血球）+ penia（減少症）

erythropenia

[irìθroupíːniə]

名 赤血球減少症

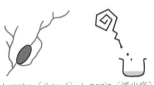

lympho（リンパ）+ penia（減少症）

lymphopenia

[lìmfoupíːniə]

名 リンパ球減少症

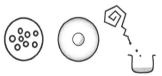

pan（すべて）+ cyto（細胞）+ penia（減少症）

pancytopenia

[pænsàitəpíːniə]

名 汎血球減少症

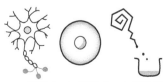

neuro（神経）+ cyto（細胞）+ penia（減少症）

neurocytopenia

[n(j)uròusàitəpíːniə]

名 好中球減少症

-philia,-phile

愛

pedophilia

[pìːdəfíliə]

名 小児性愛

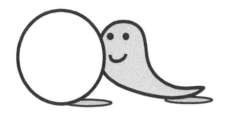

pedo（小児）＋ **philia**（愛）

語源ノート

古代ギリシア語で「愛」「愛すること」を表す philos に由来する。ペンシルベニア州の都市・フィラデルフィア (Philadelphia) は＜phil（愛）＋ adelphia（兄弟）＞、「哲学」の philosophy は＜philo（愛）＋ sophy（知恵）＞、「人類愛」の philanthropy は＜phil（愛）＋ anthropy（人類）＞がそれぞれ語源である。

hemophilia

[hìːməfíliə]

名 血友病

hemo（血液）＋ philia（愛）

heterophile

hetero（別の）+ phile（愛）

[hétəròufàil]

名 異種親和性

hydrophilia

hydro（水）+ philia（愛）

[hàidroufíliə]

名 親水性

acidophilic

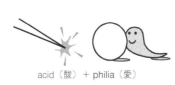

acid（酸）+ philia（愛）

[əsìdəfílik]

形 好酸性の

thermophile

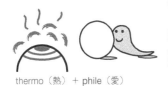

thermo（熱）+ phile（愛）

[θə́:məfàil]

名 好熱菌

zoophilia

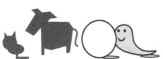

zoo（動物）+ philia（愛）

[zu:fíliə]

名 動物性愛

-phobe,-phobia

恐怖

agoraphobia

[ǽgərəfóubiə]

名 広場恐怖症

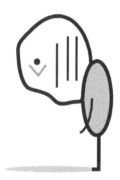

agora（広場）＋ **phobia**（恐怖症）

語源ノート

古代ギリシア語で「恐怖」を表す phobos に由来する。acrophobia は＜acro（高い）＋ phobia（恐怖）＞から「高所恐怖症」だが、acrophobe とすれば、「高所恐怖症の人」の意味になる。ギリシャ神話でフォボス(Phobos)は恐怖を司る神で、戦神マルスに由来する火星(Mars)の衛星もフォボス。

algo（痛み）＋ phobia（恐怖症）

algophobia

[ǽlgəfóubiə]

名 疼痛恐怖症

androphobia

[ændrəfóubiə]

名 男性恐怖症

andro（男性）＋ phobia（恐怖症）

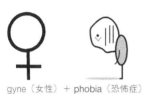

gynephobia

[dʒìnəfóubiə]

名 女性恐怖症

gyne（女性）＋ phobia（恐怖症）

aquaphobia

[ækwəfóubiə]

名 水恐怖症

aqua（水）＋ phobia（恐怖症）

cancerophobia

[kænsərəfóubiə]

名 ガン恐怖症

cancero（ガン）＋ phobia（恐怖症）

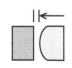

claustrophobia

[klɔ̀:strəfóubiə]

名 閉所恐怖症

claustro（閉める）＋ phobia（恐怖症）

-ptosis

下垂症

proctoptosis

[pràktouptóusis]

名 脱肛

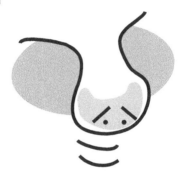

procto（肛門）＋ **ptosis**（下垂症）

語源ノート

古代ギリシア語で「落ちる」という意味のptosisに由来するが、古くは印欧祖語で「飛ぶ」「急ぐ」という意味のpetに遡る。ヘリコプター(helicopter) は＜helico（螺旋）＋pt（飛ぶ）＋er（もの）＞、symptomは＜sym（ともに）＋ptom（落ちること）＞から「症候群」の意味に。

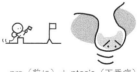

pro（前に）＋ ptosis（下垂症）

proptosis

[praptóusis]

名 下方突出症、前方突出、眼球突出

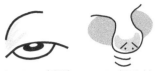

blepharo（眼瞼）＋ ptosis（下垂症）

(blepharo)ptosis

[blèfərəptóusis]

名 眼瞼下垂症

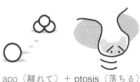

apo（離れて）＋ ptosis（落ちる）

apoptosis

[à:pəptóusis]

名 アポトーシス（細胞自滅）

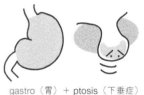

gastro（胃）＋ ptosis（下垂症）

gastroptosis

[gæstrɑptóusis]

名 胃下垂

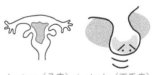

hystero（子宮）＋ ptosis（下垂症）

hysteroptosis

[hìstərəptóusis]

名 子宮下垂（uterine prolapse とも呼ばれる）

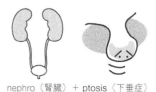

nephro（腎臓）＋ ptosis（下垂症）

nephroptosis

[nèfrəptóusis]

名 腎下垂

-tony,-tonia,tonic

緊張症

atony

[ǽtəni]

名 無緊張

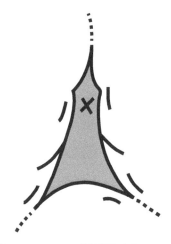

a（〜がない）＋ tony（緊張症）

語源ノート

「炭酸水」や「強壮剤」のトニック (tonic) は、「伸ばす」という意味の
ギリシア語 tonos に由来するが、tension（緊張）、hypertension（高
血圧）、hypotension（低血圧）の ten と同じ語源である。トノグラフ
(tonograph) は「張力記録器」のこと。

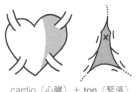

cardio（心臓）＋ ton（緊張）
＋ ic（形容詞に）

cardiotonic

[kàːrdioutánik]

形 強心性の

catatonia

[kὰtətóuniə]

名 緊張病、カタトニア

cata（上から下に）+ tonia（緊張症）

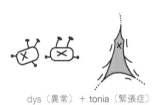

dystonia

[distóuniə]

名 筋失調症、ジストニア

dys（異常）+ tonia（緊張症）

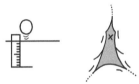

hypertonic

[hàipərtánik]

名 緊張亢進

hyper（超えて）+ tonic（緊張症）

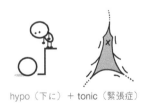

hypotonic

[hàipətánik]

名 緊張低下

hypo（下に）+ tonic（緊張症）

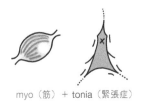

myotonia

[màiətóuniə]

名 筋緊張症（myotony）

myo（筋）+ tonia（緊張症）

-tropic,-tropia

向かう、回転、斜視

lipotropic

[lìpətrápik]

形 向脂肪性の

lipo（脂肪）＋ **tropic**（向性の）

語源ノート

南北の「回帰線 (tropic)」に挟まれた地域を「熱帯 (tropical)」と言うが、tropicとは「回転」「変化」の意味に由来する。医学用語では、接尾辞としてtropicが「〜に向かう性質」、tropiaは「斜視」の意味で使う。

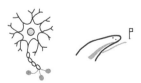

neuro（神経）＋ tropic（向性の）

neurotropic

[n(j)ù(ə)rətrápik]

形 向神経性の

heterotropia

hetero（異なった）＋ tropia（向性）

[hètəroutróupiə]

名 異所性

ectropion

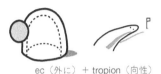

ec（外に）＋ tropion（向性）

[ektróupiən]

名 外反（症）

exotropia

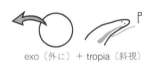

exo（外に）＋ tropia（斜視）

[eksətróupiə]

名 外斜視
→ **esotropia** 内斜視

hypertropia

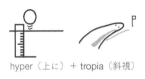

hyper（上に）＋ tropia（斜視）

[hàipərtróupiə]

名 上斜視

hypotropia

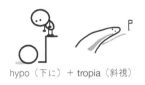

hypo（下に）＋ tropia（斜視）

[hàipoutróupiə]

名 下斜視

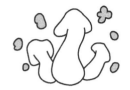

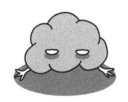

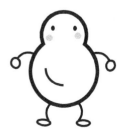

第6章

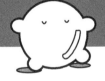

物質編

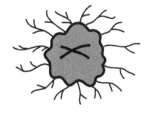

blast(o)

芽、胚

blastocyst

[blǽstəsist]

名 胚盤胞

blast（胚）＋ cyst（嚢胞）

語源ノート

「風が吹く」のblow、「爆発する」のblastは同じ語源で、どちらも「吹く」「膨れる」という意味の印欧祖語のbhleに由来する。「芽細胞」のblastは、爆発や膨れるイメージから生まれた語。尿が溜まって膨れる「膀胱」のbladderも同じ語源から。

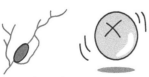

lymphoblast

[limfáblæst]

名 リンパ芽球

lymph（リンパ）＋ blast（芽）

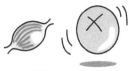

myo（筋）＋ blast（芽）

myoblast

[màiáblæst]

名 筋芽細胞

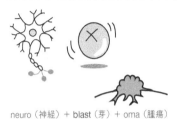

neuro（神経）＋ blast（芽）＋ oma（腫瘍）

neuroblastoma

[n(j)ù(ə)rəblæstóumə]

名 神経芽細胞腫

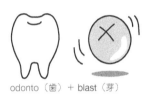

odonto（歯）＋ blast（芽）

odontoblast

[oudántəblæst]

名 象牙芽細胞

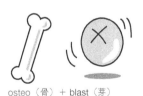

osteo（骨）＋ blast（芽）

osteoblast

[ástiəblæst]

名 骨芽細胞

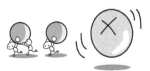

tropho（栄養）＋ blast（芽）

trophoblast

[tráfəblæst]

名 栄養膜

carcin(o)

癌

carcinoid

[káːrsənɔ̀id]

名 類癌腫、カルチノイド

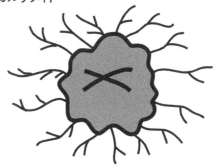

carcin（癌）＋ **oid**（似た）

語源ノート

「かに座」は英語でcancerだが、癌（ガン）もcancerである。これは古代ギリシア語の「蟹」を表すkarkinosが語源で、癌腫瘍とその周辺のリンパ節の腫れた状態が蟹の脚に似ていたことに由来する。

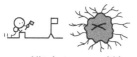

pre（前に）＋ cancer（癌）
＋ ous（形容詞に）

precancerous

[priːkǽns(ə)rəs]

形 前癌性の
cancer 名 癌、かに座
cancerous 形 癌の

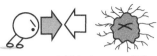

anti（抗）+ cancer（癌）

anti-cancer

[æntaikǽnsər]

名 抗癌治療

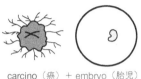

carcino（癌）+ embryo（胎児）
+ ic（形容詞に）

carcinoembryonic

[kà:rtsənouèmbriánik]

形 癌胎児性

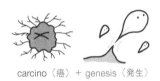

carcino（癌）+ genesis（発生）

carcinogenesis

[kà:rtsənoudʒénəsis]

名 発癌現象

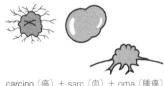

carcino（癌）+ sarc（肉）+ oma（腫瘍）

carcinosarcoma

[kà:rtsənousɑ:rkóumə]

名 癌肉腫

carcin（癌）+ oma（腫瘍）

carcinoma

[kà:rsənóumə]

名 ガン腫

cell

細胞

unicellular

[jùːniséljələr]

形 単細胞の

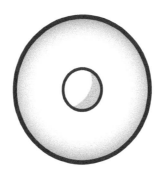

uni（1つ）＋ cellular（細胞の）

語源ノート

「細胞」のcellは、ラテン語で「小さな部屋」を表すcellaに由来し、さらに古くは印欧祖語の「覆う」という意味のkelに遡る。覆われたイメージから、刑務所の「独居房」や「小部屋」、表計算ソフトの1マスである「セル」、「電池」などの意味がある。cellの形容詞はcellular（細胞の）。cell division（細胞分裂）、stem cell（幹細胞）、cell wall（細胞壁）、somatic cell（体細胞）。

hepatocellular

[hèpətəséljulər]

形 肝細胞の

hepato（肝臓）＋ cellular（細胞の）

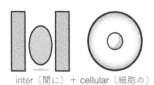

inter（間に）+ cellular（細胞の）

intercellular

[ìntərséljələr]

形 細胞間の

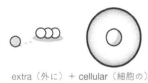

extra（外に）+ cellular（細胞の）

extracellular

[èkstrəséljulər]

形 細胞外の

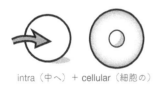

intra（中へ）+ cellular（細胞の）

intracellular

[ìntrəséljulər]

形 細胞内の

multi（たくさんの）+ cellular（細胞の）

multicellular

[mʌltiséljulər]

形 多細胞の

para（わきへ、異常な）+ cellular（細胞の）

paracellular

[pærəséljulər]

形 傍細胞の

cyt(o)

細胞

thrombocytosis

[θràmbousaitáləsis]

名 血小板増加症

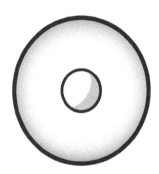

thrombo（血小板）＋ **cytosis**（増加症）

語源ノート

古代ギリシア語で「空洞のカゴ」を意味する kytos に由来する。接頭辞として使う場合は、cyto-で、接尾辞として使う場合は、-cyte の形となる。この cyto に「病状」や「症状」を意味する osis がついてできた語が cytosis で、「増加症」を意味する。

cyto（細胞）＋ logy（学問）

cytology

[saitálədʒi]

名 細胞学

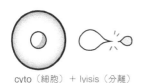

cyto（細胞）＋ lyisis（分離）

cytolysis

[saitáləsis]

名 細胞崩壊

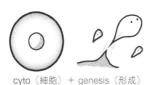

cyto（細胞）＋ genesis（形成）

cytogenesis

[sàitədʒénəsis]

名 細胞発生

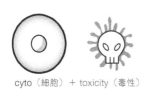

cyto（細胞）＋ toxicity（毒性）

cytotoxicity

[sàitətɑksísəti]

名 細胞毒性

lympho（リンパ）＋ cytosis（増加症）

lymphocytosis

[lìmfəsaitóusis]

名 リンパ球増加症

cyto（細胞）＋ plasm（形成）

cytoplasm

[sáitəplæzm]

名 細胞形質

fibr(o),fibrino

線維

fibrosis

[faibróusis]

名 線維症

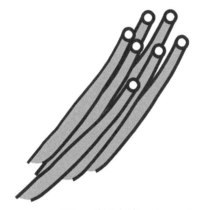

fibr（繊維）＋ **osis**（症状）

語源ノート

ガラスを溶かして引き延ばし、繊維状にしたものをグラスファイバー（正しくは、fiber glass）と言うが、「繊維」の fiber の語源はラテン語で「糸」や「紐」のこと。骨のない切り身をヒレ(fillet) と言うが、これは肉を糸や紐で縛ったことに由来する。「ファイル(file)」も、書類などを綴じる「糸」が原義。

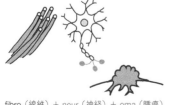

fibroneuroma

[fàibrən(j)uróumə]

名 線維神経腫

fibro（線維）＋ neur（神経）＋ oma（腫瘍）

fibrinogen

[fàibrínədʒən]

名 フィブリノゲン

fibrino（繊維素）+ gen（種、発生）

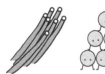

fibrinogenesis

[fàibrinədʒénəsis]

名 線維素形成

fibrino（繊維素）+ genesis（形成）

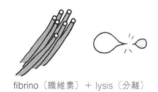

fibrinolysis

[fàibrənáləsis]

名 線維素溶解

fibrino（繊維素）+ lysis（分離）

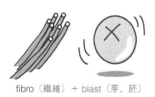

fibroblast

[fáibrəblæst]

名 線維芽細胞

fibro（繊維）+ blast（芽、胚）

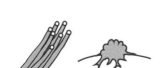

fibroma

[fàibróumə]

名 線維腫

fibr（繊維）+ oma（腫瘍）

(ga)lact(o)

乳

lactic

[lǽktik]

形 乳の

galactic 形 乳の
lactic acid 乳酸

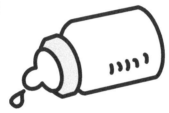

lact（乳）＋ **ic**（形容詞に）

語源ノート

「銀河」や「天の川」の「ギャラクシー (Galaxy)」を Milky Way とも言うように、古代ギリシヤ語の「乳白の道」に由来する。また、乳固形分3%以上のアイスをラクトアイスと言うが、「ラクト (lacto)」とはラテン語の「乳」に由来する。

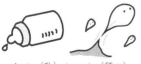

lacto（乳）＋ genic（種の）

lactogenic

[lὰektədʒénik]

形 催乳性の

lactoscope

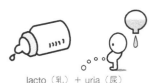

lacto（乳）+ scope（鏡）

[lǽktəskoup]

名 検乳器

lactosuria

lacto（乳）+ uria（尿）

[læ̀ktəsjúriə]

名 乳糖尿

galactosemia

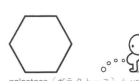

galactose（ガラクトース）+ emia（血症）

[gəlæ̀ktəsí:miə]

名 ガラクトース血症

galactosuria

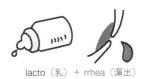

galactose（ガラクトース）+ uria（尿）

[gəlæ̀ktous(j)ú(ə)riə]

名 ガラクトース尿症

galactorrhea

lacto（乳）+ rrhea（漏出）

[gəlæ̀ktərí:ə]

名 乳汁漏出症

glyc(o),gluc(o)

糖、甘い

glycogen

[gláikədʒən]

名 グリコーゲン、糖原

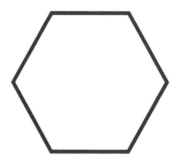

glyco（糖）＋ gen（種）

語源ノート

古代ギリシア語で「甘い」を表す glykys や glykeros から glyco になり、さらに gluco に変化していった。「グリコーゲン (glycogen)」は動物の肝臓や筋肉などに含まれ、ブドウ糖に変化し、エネルギー源として重要な役割を果たす。

glycogenolysis

[gláikədʒinóuləsis]

名 糖原分解

glyco（糖）＋ gen（種）＋ lysis（分離）

glycolipid

[glàikəlípid]

名 糖脂質

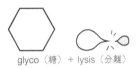

glyco（糖）＋ lipid（脂質）

glycolysis

[glaikáləsis]

名 解糖作用

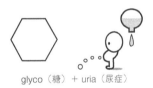

glyco（糖）＋ lysis（分離）

glycosuria

[glàikousjú(ə)riə]

名 糖尿

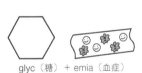

glyco（糖）＋ uria（尿症）

glycemia

[glaisí:miə]

名 血糖症

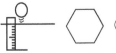

glyc（糖）＋ emia（血症）

hyperglycemia

[hàipərglaisí:miə]

名 高血糖症

hypoglycemia 名 低血糖症

hyper（超えて）＋ glyc（糖）＋ emia（血症）

lip(o)

脂肪

lipoid

[lípɔid]

名 類脂質

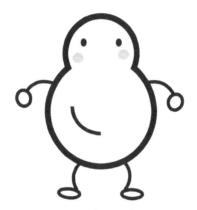

lio（脂肪）＋ oid（似た）

語源ノート

某製薬会社の「リポビタンD」はギリシア語の「脂肪」を表すlipoと「ビタミン(vitamin)」からの造語と思われるが、lipoは印欧祖語の「くっつく」という意味のleipに由来する。「ビタミン(vitamin)」は、ラテン語で＜vit（生命）＋amin（アミノ酸）＞が語源である。

lipectomy

[lipéktəmi]

名 脂肪組織切除術

lip（脂肪）＋ ectomy（切除）

lipidemia

[lipədíːmiə]

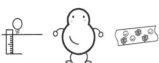

lipid（脂肪）＋ emia（血症）

名 脂肪血症

hyperlipidemia

[hàipərlipədíːmiə]

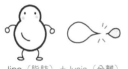

hyper（超）＋ lipid（脂肪）＋ emia（血症）

名 高脂血症

lipolysis

[lipáləsis]

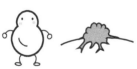

lipo（脂肪）＋ lysis（分離）

名 脂肪分解

lipoma

[lipóumə]

lip（脂肪）＋ oma（腫瘍）

名 脂肪腫

lipophilic

[lìpəfílik]

lipo（脂肪）＋ philic（好きな）

形 親油性の

lith(o)

石

lithotripsy

[líθətrìpsi]

名 砕石術

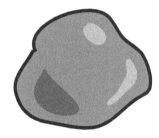

litho（石）＋ tripsy（破砕）

語源ノート

「石版画」のリトグラフ (lithograph) の語源は古代ギリシア語の
＜litho（石、岩）＋graph（描くもの）＞に由来する。原子番号３のリ
チウム (lithium) は銀白色の軟らかい金属だが、これはペタル石から
発見されたことに由来する。

cholelithiasis

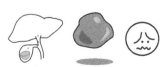

chole（胆のう）＋ lith（石）＋ iasis（症状）

[kòuləliθáiəsis]

名 胆石症

ureterolithiasis

[jù(ə)rətəliθáiəsis]

名 尿管結石

uretero（尿管）+ lith（石）+ iasis（症状）

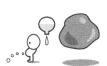

urolithiasis

[jù(ə)rəliθáiəsis]

名 尿路結石

uro（尿）+ lith（石）+ iasis（症状）

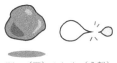

litholysis

[liθáləsis]

名 結石溶解

litho（石）+ lysis（分離）

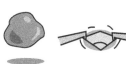

lithotomy

[liθátəmi]

名 結石切除術、結石摘出術

litho（石）+ tomy（切除）

6章／物質編

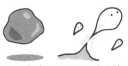

lithogenesis

[líθoudʒénəsis]

名 結石形成

litho（石）+ genesis（形成）

myc(o),mycot(o)

真菌

mycosis

[maikóusis]

名 真菌症

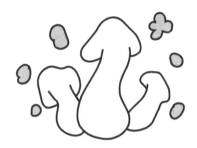

myco（真菌）＋ **osis**（症状）

語源ノート

古代ギリシア語で、カビやキノコなどの「菌類」や「真菌」を表す
mykes に由来するが、さらに印欧祖語で「ぬるぬるする」という
meug に遡る。「粘膜」は mucus、「粘膜腫」は myxoma、「粘液細胞」は
myxocyte。

mycology

[maikálədʒi]

名 真菌学

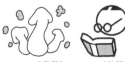

myco（真菌）＋ logy（学問）

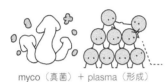

myco（真菌）＋ phag（食べる）
＋ ous（形容詞に）

mycophagous

[maikáfəgəs]

形 菌食性の

myco（真菌）＋ plasma（形成）

mycoplasma

[màikouplǽzmə]

名 マイコプラズマ

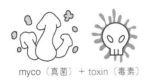

myco（真菌）＋ toxi（毒）＋ osis（症状）

mycotoxicosis

[màikoutɑksikóusis]

名 真菌中毒症

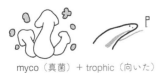

myco（真菌）＋ toxin（毒素）

mycotoxin

[màikoutáksin]

名 マイコトキシン

mycotrophic

[màikoutráfik]

名 菌による共生の

myco（真菌）＋ trophic（向いた）

91

my(o)

筋

myopathy

[maiápəθi]

名 筋障害

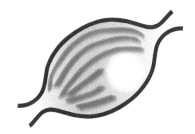

myo（筋） + pathy（障害）

語源ノート

古代ギリシア語で「筋肉」を意味する mys に由来するが、英語では、ラテン語経由で muscle の形で借入された。「筋肉 (muscle)」はラテン語の musculus、つまり、＜mus（筋肉）＋ cle（小さいもの）＞が語源で、形が似ていることから「ハツカネズミ」は mouse と呼ばれるようになった。

myometritis

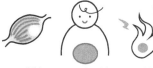

[mài
ə
mé
traitis]

名 子宮筋層炎

myo（筋） + metr（子宮） + itis（炎）

myalgia

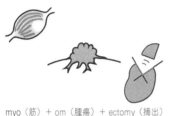

[maiǽldʒiə]

名 筋肉痛

myo（筋）＋ algia（痛み）

myomectomy

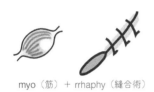

[màiəméktəmi]

名 筋腫核出術

myo（筋）＋ om（腫瘍）＋ ectomy（摘出）

myorrhaphy

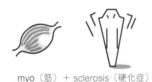

[maiárəfi]

名 筋縫合術

myo（筋）＋ rrhaphy（縫合術）

myosclerosis

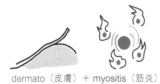

[màiəskli(ə)róusis]

名 筋硬化症

myo（筋）＋ sclerosis（硬化症）

dermatomyositis

[dərmǽtəmàiəsáitis]

名 皮膚筋炎

dermato（皮膚）＋ myositis（筋炎）

neur(o)

神経

neurosis

[n(j)u(ə)róusis]

名 ノイローゼ、神経症

neurotic 形 ノイローゼの、神経症の

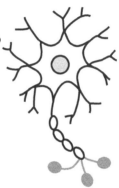

nuero（神経）＋ **osis**（症状）

語源ノート

古代ギリシア語由来で、元々は、「腱」「弓のつる」もしくは「活力」の意味であった neuro は医学用語では「神経」の意味で使われる。日常語で「神経」を表す nerve は nervus というラテン語に由来する。形容詞は、nervous で、nervous disorder は「神経障害」、nervous breakdown は「神経衰弱」。

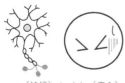

neur（神経）＋ algia（痛み）

neuralgia

[n(j)u(ə)rǽldʒə]

名 神経痛

neural 形 神経の

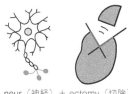

neurectomy

[n(j)u(ə)réktəmi]

名 神経切除術

neur（神経）＋ ectomy（切除）

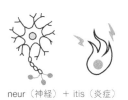

neuritis

[n(j)u(ə)ráitis]

名 神経炎

neur（神経）＋ itis（炎症）

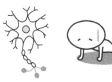

neuropathy

[n(j)u(ə)rápəθi]

名 神経障害

neuro（神経）＋ pathy（障害）

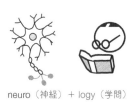

neurology

[n(j)u(ə)rálədʒi]

名 神経学、神経内科

neuro（神経）＋ logy（学問）

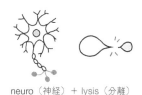

neurolysis

[n(j)u(ə)ráləsis]

名 神経剥離、神経組織の破壊

neuro（神経）＋ lysis（分離）

onco

腫瘍

oncovirus

[ɑŋkɑvái(ə)rəs]

名 腫瘍ウイルス

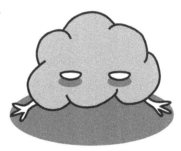

onco（腫瘍）＋ virus（ウイルス）

語源ノート

古代ギリシア語で「大きなもの」「大きなかたまり」を意味する onko がラテン語で、oncoで表されたもので、医学用語では、「腫瘍」の意味で使われる。

oncocyte

[ɑ́ŋkəsait]

名 腫瘍細胞

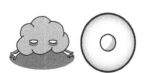

onco（腫瘍）＋ cyte（細胞）

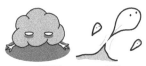

onco（腫瘍）＋ gene（種）

oncogene

[ɑ́ŋkədʒiːn]

名 腫瘍遺伝子

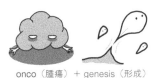

onco（腫瘍）＋ genesis（形成）

oncogenesis

[àŋkədʒénəsis]

名 腫瘍形成

onco（腫瘍）＋ logist（学者）

oncologist

[ɑŋkɑ́lədʒist]

名 腫瘍内科医

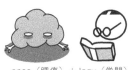

onco（腫瘍）＋ logy（学問）

oncology

[ɑŋkɑ́lədʒi]

名 腫瘍学

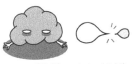

onco（腫瘍）＋ lysis（分離）

oncolysis

[ɑŋkɑ́ləlis]

名 腫瘍崩壊

some,somat(o)

体

centrosome

[séntrəsòum]

名 中心体

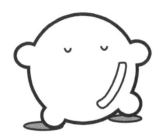

centro（中心）＋ some（体）

語源ノート

古代ギリシア語で「体」を表すsomat(o)に由来し、接頭辞として使われるが、接尾辞的に使われるときは、someに変化する。somatは印欧祖語で、「膨れる」という意味のteueに遡り、「腫瘍」のtumor、「親指」のthumb、「隆起」「結節」のtuberと同じ語源である。someの形容詞はsomatic（体の）で、somatizationは「身体化」の意味になる。

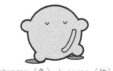

chromo（色）＋ some（体）

chromosome

[króuməsòum]

名 染色体

cytosome

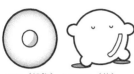

[sáitəsòum]

名 細胞質体

cyto（細胞）＋ some（体）

endosome

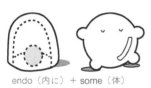

[éndəsòum]

名 エンドソーム

endo（内に）＋ some（体）

lysosome

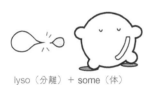

[láisəsòum]

名 リソソーム

lyso（分離）＋ some（体）

somatalgia

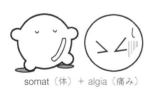

[soumətǽldʒə]

名 体性痛

somat（体）＋ algia（痛み）

somatotropic

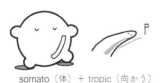

[soumətətrápik]

形 成長を促す

somato（体）＋ tropic（向かう）

tox

毒

toxicosis

[tàksikóusis]

名 中毒症

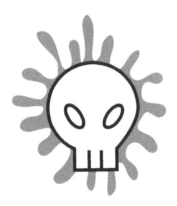

toxic（毒性の）＋ osis（症状）

語源ノート

　「解毒」や「薬物依存症の治療」のことを「デトックス(detox)」と言うが、＜de（〜から離れて）＋tox（毒）＞が語源。detoxifyは「解毒する」「解毒治療をする」の意味で、その名詞形がdetoxification「解毒」「薬物依存症治療」。intoxicationは「中毒」、フグの毒の「テトロドトキシン(tetrodotoxin)」はフグの学名(tetraodontidae)に「毒素」の意味のtoxinがついたもの。

endotoxin

[èndoutáksin]

名 内毒素

endo（内に）＋ toxin（毒素）

exotoxin

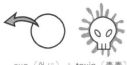

exo（外に）+ toxin（毒素）

[èksoutáksin]

名 外毒素

hepatotoxicity

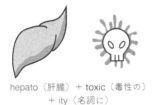

hepato（肝臓）+ toxic（毒性の）
+ ity（名詞に）

[hèpətoutaksísəti]

名 肝毒性

nephrotoxic

nephro（腎臓）+ toxic（毒性の）

[nəfrətáksik]

名 腎毒性の

toxicology

toxic（毒性の）+ logy（学問）

[tàksikálədʒi]

名 毒物学

toxoplasmosis

tox（毒）+ plasm（形成）+ osis（症状）

[tàksouplæzmóusis]

名 トキソプラズマ症

96

-COCCUS

菌

streptococcus

[strèptəkákəs]

名 連鎖球菌

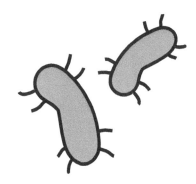

strepto（捻られた）＋ **coccus**（球菌）

語源ノート

キタキツネや犬、猫、タヌキなどの糞に混入した卵胞が経口感染によってヒトが発症するのがエキノコックス症 (echinococcus)。古代ギリシア語で、穀物の「粒」や「種」などの意味を持つ kokkos がラテン語で、coccus（球菌）に変化したもの。

diplococcus

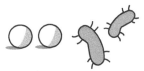

[dipləkákəs]

名 双球菌

diplo（2つ）＋ coccus（球菌）

enterococcus

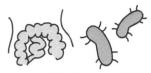

entero（腸）+ coccus（球菌）

[èntərəkákəs]

名 腸球菌

gonococcus

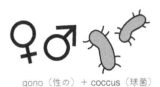

gono（性の）+ coccus（球菌）

[ganəkákəs]

名 淋菌

meningococcus

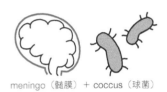

meningo（髄膜）+ coccus（球菌）

[menìŋgəkákəs]

名 髄膜球菌

pneumococcus

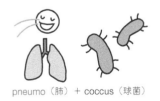

pneumo（肺）+ coccus（球菌）

[nù:moukákəs]

名 肺炎球菌

staphylococcus

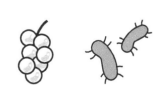

staphylo（ブドウ）+ coccus（球菌）

[stæfələkákəs]

名 ブドウ球菌

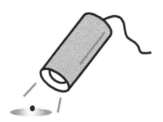

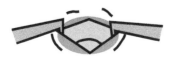

第7章

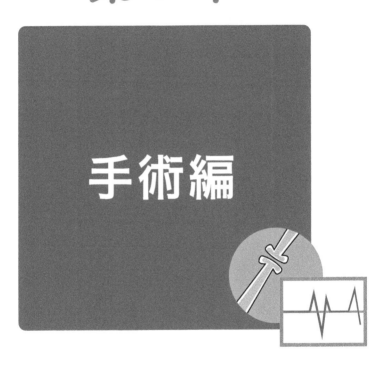

手術編

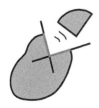

plasia,plasm,plasty

形成

dysplasia

[displéiʒə]

名 異形成

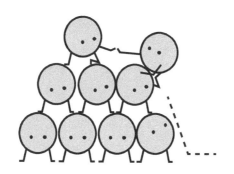

dys（異常）＋ plasia（形成）

語源ノート

プラズマテレビのplasmaとは、古代ギリシア語で「かたどられたもの」や「造り出されたもの」という意味で、印欧祖語で「平たくのばした」という意味のpeleに由来する。プラズマ (plasma) と同じ語源で、「プラスチック (plastic)」は＜型に入れて造ることができる＞が原義で、plastic surgery なら「形成外科」、plasty は接尾辞的に「形成術」の意味で使う。

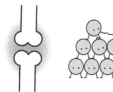

arthro（関節）＋ plasty（形成）

arthroplasty

[áːrθrəplæsti]

名 関節形成術

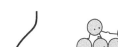

gastroplasty

[gǽstrəplæ̀sti]

名 胃形成術

gastro（胃）+ plasty（形成）

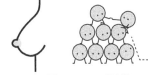

mammoplasty

[mǽməplæ̀sti]

名 乳房形成術

mamma（乳房）+ plasty（形成）

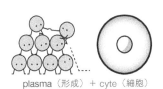

plasmacyte

[plǽzməsait]

名 形質細胞

plasma（形成）+ cyte（細胞）

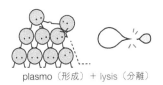

plasmolysis

[plæzmáləsis]

名 原形質分離

plasmo（形成）+ lysis（分離）

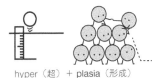

hyperplasia

[hàipərpléiʒə]

名 過形成
hypoplasia 名 低形成

hyper（超）+ plasia（形成）

-centesis

穿刺

amniocentesis

[æmniousentíːsis]

名 羊水穿刺

amnio（羊水）＋ centesis（穿刺）

語源ノート

ラテン語では、コンパスで円を描く時に中心に刺す穴のcentrum、古代ギリシア語では、家畜を追い立てるために使う「突き棒」や「スズメバチの一刺し」のkentronが「中心」を表すcenterの語源であるが、centesisは古代ギリシア語で「穴をあける」ことに由来する。

paracentesis

[pæ̀rəsentíːsis]

名 穿刺、腹腔穿刺

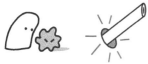

para（そばに）＋ centesis（穿刺）

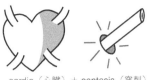

cardio（心臓）＋ centesis（穿刺）

cardiocentesis

[kàːrdiousentíːsis]

名 心膜穿刺

colo（結腸）＋ centesis（穿刺）

colocentesis

[kòulousentíːsis]

名 結腸穿刺術

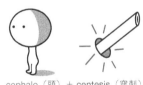

cephalo（頭）＋ centesis（穿刺）

cephalocentesis

[sèfələsentíːsis]

名 頭蓋穿刺、脳穿刺

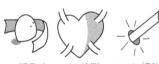

peri（周囲に）＋ cardio（心臓）＋ centesis（穿刺）

pericardiocentesis

[pèrikɑːrdiousentíːsis]

名 心嚢穿刺

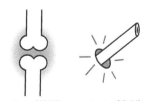

arthro（関節）＋ centesis（穿刺）

arthrocentesis

[àːrθrəsentíːsis]

名 関節穿刺

-ectomy

切除、摘出

appendectomy

[ӕpəndéktəmi]

名 虫垂切除

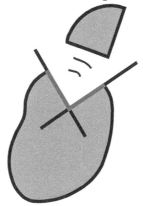

a(p)（～の方へ）+ pend（ぶら下がる）+ ectomy（切除）

語源ノート

「原子」のatomが、＜これ以上切る(tom)ことができない(a)こと＞に由来するように、tomyは「切ること」「切る技術」を表し、ectはexと同じように、「外に」の意味があるので、「切り取る」「切り出す」ことからectomyで「切除」「摘出」の意味となる。

discectomy

[diskéktəmi]

名 椎間板切除

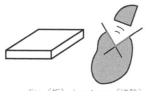

disc（板）+ ectomy（切除）

penectomy

[penéktəmi]

名 陰茎切除

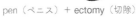

pen（ペニス）＋ ectomy（切除）

lumpectomy

[lʌmpéktəmi]

（乳腺）腫瘤摘出術

lump（塊、腫れ）＋ ectomy（切除）

parotidectomy

[pæˈrətaidéktəmi]

名 耳下腺摘出術

parotid（耳の近く）＋ ectomy（切除）

enterectomy

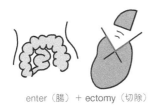

[èntəréktəmi]

名 腸切除

enter（腸）＋ ectomy（切除）

glossectomy

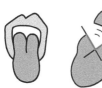

[glàséktəmi]

名 舌の切除

gloss（舌）＋ ectomy（切除）

-gram,-graph,-graphy

記録図、記録計、記録術

radiograph

[réidiəgrɑːf]

名 X線写真、レントゲン写真
動 〜のX線写真を撮る

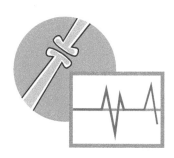

radio（放射線、X線）＋ **graph**（記録計）

語源ノート

古代ギリシア語で、gramは「書かれたもの」「描かれたもの」から「記録図」、graphは「書くもの」「描くもの」から「記録計」、graphyは「書く方法」「描く方法」から「記録術」「検査法」などの意味で、主に接尾辞的に使われることが多い。「インスタ」は和製英語で正しくはinstagramだが、instant telegram（即座の電報）が変化した造語。

angiography

[æ̀ndʒiágrəfi]

名 血管造影検査

angio（血管）＋ graphy（検査法）

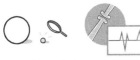

micrograph

[máikrəgræf]

名 顕微鏡写真

micro（小さい） + graph（記録計）

electrocardiogram

[ilèktrəká:diəgræm]

名 心電計

electro（電気） + cardio（心臓） + gram（記録図）

electroencephalogram

[ilèktrouenséf(ə)ləgræm]

名 脳波

elctro（電気） + encephalo（脳） + gram（記録図）

tomography

[təmágrəfi]

名 断層撮影法

tomo（断層） + graphy（検査法）

electromyograph

[ilèktrəmáiɑgræf]

名 ミオグラフ

electro（電気） + myo（筋） + graph（記録計）

-scope,-scopy

検査法、鏡

stethoscope

[stéθəskòup]

名 聴診器

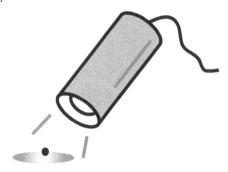

stetho（胸）＋ scope（鏡）

語源ノート

古代ギリシア語で「見ること」「検査すること」を意味する skopion に由来する。scope は「鏡」や「検査器」、scopy が「検査法」の意味で使われる。「回転儀」は「ジャイロスコープ (gyroscope)」、「星占い」「占星術」はホロスコープ (horoscope)、「潜望鏡」は periscope。

endoscope

[éndəskòup]

名 内視鏡

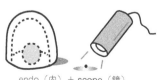

endo（内）＋ scope（鏡）

microscope

[máikrəskòup]

名 顕微鏡

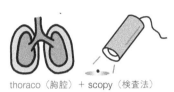

micro（小さい）+ scope（鏡）

thoracoscopy

[θɔ̀ːrəkóuskəpi]

名 胸腔鏡検査

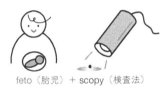

thoraco（胸腔）+ scopy（検査法）

fetoscopy

[fiːtáskəpi]

名 胎児鏡検査法

feto（胎児）+ scopy（検査法）

laryngoscopy

[lὲriŋgáskəpi]

名 咽頭鏡検査

laryngo（咽頭）+ scopy（検査法）

uroscopy

[juəráskəpi]

名 尿検査

uro（尿）+ scopy（検査法）

-tomy,-tome

切開

anatomy

[ənǽtəmi]

名 解剖（学）

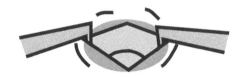

ana（完全に）＋ tomy（切開）

語源ノート

古代ギリシア語で、「〜を切ること」を表すtomiaに由来する。tomy
は接尾辞的に「...切開術」、tomeも接尾辞的に「...（切開）刀」の意味
の単語を作る。

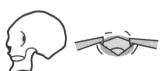

craniotomy

[krèiniátəmi]

名 開頭

cranio（頭蓋）＋ tomy（切開）

dermatome

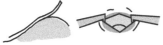

derma（皮膚）＋ tome（刀）

[də́:rmətòum]

名 皮膚知覚帯、採皮刀

chondrotome

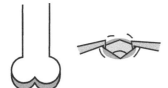

chondro（軟骨）＋ tome（刀）

[kándrətòum]

名 軟骨刀

osteotome

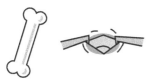

osteo（骨）＋ tome（刀）

[á:stioutòum]

名 骨刀

sclerotome

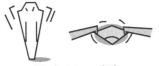

sclero（硬い）＋ tome（刀）

[sklérətòum]

名 強膜切開刀、硬節

myotome

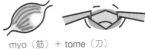

myo（筋）＋ tome（刀）

[máiətòum]

名 筋切開刀

7章／手術編

245

INDEX

A

abarticulation ··· 16
abiotic ··········· 16
abnormal ········· 16
abortion ·········· 16
absorb ············ 16
acephalus ········ 33
acetic ············ 135
acholic ··········· 72
acid ·············· 135
acidemia ········· 134
acidophilic ······· 189
acidosis ·········· 135
aciduria ·········· 135
acrocephaly ······ 136
acrodermatitis ··· 137
acrodynia ········ 137
acromegaly ······ 137
acromion ········· 136
acroparalysis ··· 137
acrophobia ······· 137
acupressure ······ 135
acupuncture ····· 135
acute ············· 134
adrenalectomy ··· 92
adrenocorticosteroid · 167
adrenoleukodystrophy 173
aerocele ········· 177
agoraphobia ····· 190
akinesia ········· 145
algesia ··········· 174
algesic ··········· 174
algophobia ······ 190
amblyopia ········ 56

amenorrhea ···· 120
amniocentesis · 236
amyotrophy ····· 173
anabolite ········ 16
analgesia ········ 175
analgesic ········ 175
analysis ········· 16
anaphylaxis ····· 16
anaplasia ········ 16
anatomy ········· 244
androphobia ····· 191
androsterone ···· 167
anemia ·········· 178
anesthesiology · 180
anesthesia ······ 180
aneurysm ········ 98
angiitis ·········· 96
angioblast······· 97
angiogram ······· 97
angiography ···· 240
angioma ········· 96
angiopathy ······ 159
angioplasty ······ 97
angiospasm ····· 97
angiostenosis ··· 97
anhidrosis ······· 140
anorchia ········· 125
anteflexion ······ 16
antenatal ········ 16
antepartum ······ 16
anteposition ····· 16
antibiotics ······· 17
antibody ········· 17
anti-cancer ····· 203
antigen ·········· 182

antiseptic ········ 17
antiserum ······· 17
anuria ··········· 128
aorta············· 98
aortic ············ 98
aortitis ··········· 99
aortography ····· 99
aortosclerosis ·· 162
apathy··········· 16
apnea ············ 108
apoptosis ········ 193
appendectomy · 238
aquaphobia ····· 191
arrhythmia ······· 16
arterial ·········· 98
arteriography ··· 99
arteriole ········· 99
arteriosclerosis · 99
arteriosclrosis · 163
arteriovenous ··· 99
arteritis ·········· 99
artery············ 98
arthralgia ········ 31
arthrectomy ····· 31
arthritis ·········· 30
arthrocentesis · 237
arthropathy ······ 30
arthroplasty ····· 234
arthroscope ····· 31
arthrotomy ······· 31
astral ············ 138
astraphobia ····· 138
astroblastoma · 139
astrocyte ········ 139
astrocytoma ···· 139

astrocytosis · · · · 139
astroid · · · · · · · · · 138
astrosphere · · · · · 139
atony · · · · · · · · · · · 194
atopy · · · · · · · · · · · · 16
atrophy · · · · · · · · · 172
autopsy · · · · · · · · · · 57

B

bacteremia · · · · · 178
bicephalous · · · · · 33
biceps · · · · · · · · · · · 17
bifocal · · · · · · · · · · · 17
blastocyst · · · · · · 200
bleopharoptosis · 192
bradypnea · · · · · · 109
bronchiectasis · 101
bronchiolitis · · · · 101
bronchitis · · · · · · 100
bronchocele · · · · 176
bronchography · · 101
bronchomalacia · 148
bronchophony · · 101
bronchoscope · · 101
bronchospasm · 165
bronchus · · · · · · · 100

C

cancer · · · · · · · · · 202
cancerophobia · 191
cancerous · · · · · · 202
carcinoembryonic · 203
carcinogenesis · · 203
carcinoid · · · · · · · 202

carcinoma · · · · · 203
carcinosarcoma · 203
cardiocentesis · 237
cardioid · · · · · · · · 102
cardiologist · · · · · 102
cardiomegaly · · 151
cardiomyopathy · 103
cardiopulmonary
· · · · · · · · · · · · · · · · · 103
cardiotonic · · · · · 194
cardiovascular · 110
catabolism · · · · · · 17
catalepsy · · · · · · · · 17
cataplexy · · · · · · · · 17
cataract · · · · · · · · · 17
catatonia · · · · · · · 195
celoscope · · · · · · 176
centrosome · · · · 226
cephalocentesis
· · · · · · · · · · · · · · · · · 237
cephalometry · · 33
cephalothorax · · 33
cerebellar · · · · · · · 34
cerebellopontine · 35
cerebellum · · · · · · 34
cerebral · · · · · · · · · 34
cerebromalacia · 35
cerebrospinal · · · 35
cerebrovascular · 35
cerebrum · · · · · · · 34
chemokinesis · · 144
cholangiocarcinoma
· · · · · · · · · · · · · · · · · 73
cholangiography · 73
cholecystectomy · 73

cholecystic · · · · · · 72
cholecystography
· · · · · · · · · · · · · · · · · 73
cholelith · · · · · · · · · 73
cholelithiasis · · · 216
cholesterol · · · · · 166
chondroblast · · · · 37
chondrocostal · · 37
chondrocranium · 37
chondrocyte · · · · · 37
chondrodysplasia
· · · · · · · · · · · · · · · · · 37
chondroma · · · · · · 36
chondromalacia · 149
chondrosarcoma
· · · · · · · · · · · · · · · · · 36
chondrotome · · 245
chromosome · · · 226
chronic · · · · · · · · · 134
claustrophobia · 191
colectomy · · · · · · · 74
colitis · · · · · · · · · · · 74
colocentesis · · · · 237
colocystoplasty · 75
colonography · · · 75
colonoscopy · · · · 75
colorrhaphy · · · · · 75
colotomy · · · · · · · · 75
corticosterone · 167
costal · · · · · · · · · · · 38
costochondral · · 39
costochondritis · 39
costotomy · · · · · · 39
costovertebral · · 39
craniotomy · · · · 244

INDEX

cryptesthesia ·· 181
cryptorchism ··· 125
cystectomy ····· 114
cystitis ·········· 114
cystocele ········ 177
cystolithiasis ··· 115
cystorrhaphy ··· 115
cystoscopy ····· 115
cytotomy ······· 115
cytogenesis
·············· 183, 207
cytology ········ 206
cytolysis ········ 207
cytopathy ······ 159
cytoplasm ······ 207
cytosome ······· 227
cytotoxicity ····· 207
cytotrophoblast·· 173

D

deamination ····· 17
dehydrate ······· 17
dental ··········· 40
dentalgia ········ 41
dentist ·········· 40
dentistry ········ 40
denture ·········· 40
depression ······ 17
dermal ··········· 42
dermatitis ······· 42
dermatologic ···· 43
dermatologist ··· 43
dermatology ····· 43
dermatome ····· 245
dermatomyositis·· 221

dermatopathology · 159
dermatoplasty ·· 43
dermatosis······· 43
detect ·········· 17
dextrocardia ···· 103
diabetes ········ 18
diagnosis········ 18
diagram········· 18
dialysis·········· 18
diathermy ······ 170
diplegia ········· 17
diplocardia······ 17
diplococcus ···· 230
disease ·········· 18
discectomy ···· 238
dislocation ······ 18
diuretic ········· 128
duodenal ········ 76
duodenectomy ·· 76
duodenitis······· 77
duodenocholecystostomy
·················· 77
duodenoscopy ·· 77
duodenotomy ··· 77
duodenum ······· 76
dysentery ······· 18
dysesthesia ···· 180
dysfunction ····· 18
dysmenorrhea ·· 121
dysplasia ······· 234
dyspnea ········· 108
dystonia ········· 195
dysuria ·········· 129

E

ectocrine ········ 18
ectoderm ········ 18
ectoenzyme ····· 18
ectopia ·········· 18
ectropion ······· 197
electrocardiogram
····················· 241
electroencephalogram
····················· 241
electromyograph · 241
embryo ········· 116
embryocardia ·· 116
embryogenesis ·· 117
embryoid ········ 117
embryology ····· 117
embryonic ······ 116
embryopathy ··· 117
embryotrophy ·· 117
encephalalgia ·· 175
encephalic ······ 44
encephalitis ····· 45
encephalocele ·· 45
encephaloma ··· 44
encephalomalacia
····················· 45
encephalomeningitis
····················· 45
encephalon ······ 44
encephalopathy ·· 45
endocarditis ···· 185
endocrine ········ 18
endoderm ········ 18
endogenic········ 18

endometriosis · 122
endoscope · 242
endosome · 227
endotoxin · 228
enterectomy · 239
enteric · 78
enterobacterium · 79
enterocele · 79
enterococcus · 231
enterocolitis · 79
enteropathy · 159
enteroscope · 79
enterotoxin · 79
entocele · 18
epidemic · 19
epigastric · 19
epiglottis · 19
epilepsy · 19
erythropenia · 187
esophageal · 87
esophagitis · 87
esophagogastric · 86
esophagoscopy · 87
esophagram · 87
eugenics · 19
eupnea · 19
euthanasia · 19
eutrophy · 19
excretion · 19
exocrine · 19
exodontia · 19
exogenic · 19
exotoxin · 229
exotropia · 19, 197
extracellular · 205

extrahepatic · 19
extraocular · 53
extraordinary · 19
extrauterine · 19

F

fetoscopy · 243
fibrinogen · 209
fibrinogenesis · 209
fibrinolysis · 209
fibroblast · 209
fibroma · 209
fibroneuroma · 208
fibrosis · 208

G

galactic · 210
galactorrhea · 211
galactosemia · 211
galactosuria · 211
gastralgia · 81
gastrectasis · 81
gastrectomy · 81
gastric · 80
gastritis · 81
gastroenteritis · 78
gastroplasty · 235
gastroptosis · 193
gastroschisis · 81
gastroscope · 80
gastrospasm · 165
gene · 182
genetic · 182
genetics · 182

glossectomy · 239
glossitis · 47
glossodynia · 46
glossoplegia · 47
glossoptosis · 47
glossospasm · 47
glottal · 46
glottis · 46
glycemia · 213
glycogen · 212
glycogenolysis · 212
glycolipid · 213
glycolysis · 213
glycosuria · 213
gonalgia · 175
gonococcus · 231
gynephobia · 191

H

hemangioma · 104
hematocele · 177
hematologist · 104
hematuria · 129
hemicardia · 26
hemicrania · 26
hemiplegia · 26
hemisphere · 26
hemivertebra · 69
hemolysis · 105
hemophilia · 188
hemorrhage · 105
hemorrhoid · 105
hemorrhoidectomy · 105
hemostat · 105
hepatectomy · 83

INDEX

hepatic · · · · · · · · 82
hepatitis · · · · · · · 82
hepatocellular · · 204
hepatocyte · · · · · · 82
hepatoma · · · · · · · 83
hepatomegaly · · 83
hepatorenal · · · · · 83
hepatorrhaphy · · 83
hepatotoxicity · · 229
heteroblastic · · · · 20
heterocyst · · · · · · 20
heterodont · · · · · · 20
heterogeneous · · 20
heterophile · · · · · 189
heterotropia · · · · 197
hidrocystoma · · 141
hidrosis · · · · · · · · 140
hidrotic · · · · · · · · 140
homeostasis · · · · 20
homeotherapy · · 20
homophobia · · · · 20
homosexual · · · · 20
hydrocele · · · · · · 177
hydrocephalus · · 33
hydrolysis · · · · · · 141
hydrometra · · · · · 141
hydronephrosis · · 141
hydrophilia · · · · · 189
hydrophobia · · · · 141
hyperacidity · · · · 135
hyperalgesia · · · · 174
hypercalcemia · · 179
hyperemia · · · · · · 179
hyperesthesia · · 181
hyperfunction · · 20

hyperglycemia · 213
hyperhidrosis · · · 20
hyperkinesia · · · 145
hyperlipidemia · 215
hyperopia · · · · · · · 56
hyperphagia · · · · · 87
hyperplasia · · · · · 235
hyperpnea · · · · · · 20
hypertension · · · · 20
hyperthermia · · · 171
hypertonic · · · · · 195
hypertrophy · · · · 172
hypertropia · · · · 197
hypesthesia · · · · 181
hypocalcemia · · 179
hypoderm · · · · · · 20
hypofunction · · · 20
hypoglycemia · · 213
hypokinesis · · · · 145
hypophysis · · · · · 20
hypoplasia · · · · · 235
hypotension · · · · 20
hypothermia · · · 171
hypotonic · · · · · · 195
hypotropia · · · · · 197
hysterectomy · · 118
hysteropathy · · · 118
hysteropexy · · · · 119
hysteroptosis · · 193
hysterosalpingography
· · · · · · · · · · · · · · · · 119
hysteroscope · · · 119
hysterospasm · · 119
hysterotomy · · · · 119

I

idiopathy · · · · · · · 158
implant · · · · · · · · · 21
incise · · · · · · · · · · · 21
incompetence · · · 21
inferior · · · · · · · · · 21
inflammation · · · · 21
infracerebral · · · · 21
infracostal · · · · · · 21
inframammary · · 21
infrarenal · · · · · · · 93
injection · · · · · · · · 21
insane · · · · · · · · · · 21
insanitary · · · · · · · 21
insomnia · · · · · · · 21
intercellular · · · · 205
intercostal · · · · · · 39
intervertebral · · · 68
intracardiac · · · · 103
intracellular · · · · 205
intracerebral · · · 35
intradermal · · · · · 43
intragastric · · · · · 21
intramascular · · · 21
intranasal · · · · · · · 50
intraocular · · · · · · 53
intrarenal · · · · · · · 93
intrathoracic · · · · 21
intravenous · · · · · 21
invertebrate · · · · 69

K

keratectasia · · · 142
keratectomy · · · · 143

keratitis · · · · · · · · · 142
keratoderma · · · 143
keratoma · · · · · · · 143
keratomalacia · · 149
keratoplasty · · · · 143
keratotomy · · · · · 143
kinesiology · · · · · · 144
kinesthesia · · · · · 145

L

labyrinthitis · · · · · 184
lactic · · · · · · · · · · 210
lactogenic · · · · · · 210
lactoscope · · · · · · 211
lactosuria · · · · · · 211
laryngomalacia · · 149
laryngoscopy · · · 243
leukemia · · · · · · · 146
leukocyte · · · · · · · 146
leukocytosis · · · · 147
leukoderma · · · · · 147
leukoencephalitis · 147
leukoma · · · · · · · · 147
leukopenia · · · · · 147
lipectomy · · · · · · 214
lipidemia · · · · · · · 215
lipoid · · · · · · · · · · 214
lipolysis · · · · · · · 215
lipoma · · · · · · · · · 215
lipophilic · · · · · · · 215
lipotropic · · · · · · · 196
lithogenesis · · · · 217
litholysis · · · · · · · 217
lithotomy · · · · · · · 217
lithotripsy · · · · · · 216

lumpectomy · · · · 239
lymphangitis · · · · 107
lymphoblast · · · · 200
lymphocyte · · · · · 106
lymphocytosis · 207
lymphoma · · · · · · 107
lymphopenia · · · 187
lymphopoiesis · 106
lymphosarcoma · 107
lysosome · · · · · · · 227

M

macrobiotics · · · · 22
macrocephaly · · · 32
macrocyte · · · · · · · 22
macroglobulin · · 22
macroglossia · · · · 47
macrophage · · · · · 22
malacia · · · · · · · · 148
malign · · · · · · · · · 22
malignant · · · · · · 22
malnutrition · · · · · 22
malpractice · · · · · · 22
mammary · · · · · · · 48
mammillary · · · · · 48
mammography · 48
mammoplasty
· · · · · · · · · · · · 49, 235
mastalgia · · · · · · · 175
mastectomy · · · · · 49
mastitis · · · · · · · · · 49
mastopathy · · · · · 49
mastopexy · · · · · · 49
mastoplasty · · · · · 49
megacephaly · · · 150

megacolon · · · · · · 151
megaloblast · · · · 151
megalocyte · · · · · 150
megalodactyly · 151
melanin · · · · · · · · 152
melanoblast · · · · 152
melanoblastoma · · 153
melanocyte · · · · · 153
melanoderma · · 153
melanoma · · · · · 153
melanosis · · · · · · 153
meningococcus · 231
menopause · · · · · 121
menorrhagia · · · · 121
menstruate · · · · · 120
menstruation · · · 120
metabolic · · · · · · · 22
metagenesis · · · · 22
metaplasia · · · · · · · 22
metastasis · · · · · · · 22
metritis · · · · · · · · · 122
metrocyte · · · · · · · 123
metrorrhagia · · · 123
metrorrhexis · · · · 123
microbe · · · · · · · · · 22
microbiology · · · · 22
microcephaly · 22, 32
microcyte · · · · · · · 22
microglossia · · · · 47
micrograph · · · · · 241
microscope · · · · · 243
monoarthritis · · · 31
monocyte · · · · · · · 23
monomania · · · · · 23
mononucleosis · 23

INDEX

monoplegia · · · · · · 23
multicellular · · · · 205
multidentate · · · · 23
multifocal · · · · · · · 23
multiform · · · · · · · · 23
multiple · · · · · · · · · 23
myalgia · · · · · · · · · 221
mycology · · · · · · · · 218
mycophagous · · 219
mycoplasma · · · · 219
mycosis · · · · · · · · · 218
mycotoxicosis · · 219
mycotoxin · · · · · · · 219
mycotrophic · · · · 219
myelomalacia · · 149
myoblast · · · · · · · · 201
myocarditis · · · · · · 185
myomectomy · · 221
myometritis · 123, 220
myometrium · · · · 123
myopathy · · · · · · · 220
myopia · · · · · · · · · · 57
myorrhaphy · · · · · 221
myosclerosis · · · 221
myospasm · · · · · · 165
myotome · · · · · · · 245
myotonia · · · · · · · 195
myotony · · · · · · · · 195

N

narcoanalysis · · 155
narcohypnosis · 155
narcolepsy · · · · · · 155
narcosis · · · · · · · · 154
narcotherapy · · · 155

narcotic · · · · · · · · · 154
narcotism · · · · · · · 154
nasal · · · · · · · · · · · 50
nasogastric · · · · · · 51
nasopharynx · · · · 51
nasosinusitis · · · · 51
necrocytosis · · · 157
necrolysis · · · · · · · 157
necrophilia · · · · · · 157
necrophobia · · · · 157
necropsy · · · · · · · · 157
necrosectomy · · 156
necrosis · · · · · · · · 156
neocortex · · · · · · · 23
neonatal · · · · · · · · 23
neonate · · · · · · · · · 23
neoplasm · · · · · · · 23
nephrectomy · · · · 84
nephritis · · · · · · · · 84
nephrogenesis · 183
nephrolithiasis · · 85
nephrology · · · · · · 85
nephromegaly · · 151
nephropathy · · · · 85
nephroptosis · · · 193
nephrosclerosis · · 85
nephrotoxic · 85, 229
neural · · · · · · · · · · 222
neuralgia · · · 175, 222
neuralgic · · · · · · · 175
neurectomy · · · · · 223
neuritis · · · · · · · · · 223
neuroblastoma · · 201
neurocytopenia · 187
neurogenesis · · 183

neurology · · · · · · · 223
neurolysis · · · · · · · 223
neuropathy · · · · · 223
neurosis · · · · · · · · 222
neurotic · · · · · · · · 222
neurotropic · · · · · 196
normothermia · · 171
nymphitis · · · · · · · 107
nymphotomy · · · 107

O

ocular · · · · · · · · · · 52
ocularist · · · · · · · · 52
oculography · · · · 53
odontalgia · · · · · · 41
odontitis · · · · · · · · 41
odontoblast · · · · 201
odontology · · · · · 41
odontoma · · · · · · · 41
oligocholia · · · · · 24
oligogalactia · · · 24
oligomenorrhea · 121
oligopnea · · · · · · · 24
oligospermia · · · · 24
oliguria · · · · · · · · · 129
oncocyte · · · · · · · · 224
oncogene · · · · · · · 225
oncogenesis · · · · 225
oncologist · · · · · · 225
oncology · · · · · · · 225
oncolysis · · · · · · · 225
oncovirus · · · · · · · 224
onychocryptosis · 54
onychoid · · · · · · · 54
onycholysis · · · · · 55

onychomalacia · 55
onychomycosis · 55
onychophagia · 55
onychorrhexis · 55
oocyte · 127
oogenesis · 127
oophorectomy · 127
oophoritis · 126
optokinesis · 145
optokinetic · 57
optometry · 57
orchialgia · 124
orchidectomy · 125
orchiditis · 124
orchidometer · 125
orchiopexy · 125
orthopedics · 61
ossification · 58
osteoarthritis · 58
osteoblast · 201
osteogenesis · 183
osteolysis · 59
osteoma · 59
osteomalacia · 149
osteonecrosis · 59
osteopenia · 59, 187
osteoplasty · 59
osteotome · 245
ovarialgia · 126
ovariectomy · 127
ovariorrhexis · 127

P

pancytopenia · 187
paracellular · 205

paracentesis · 236
paracyesis · 24
paralysis · 24
paraplegia · 24
parasite · 24
paresthesia · 181
parotidectomy · 239
pathogenesis · 159
pathology · 158
pediatrics · 61
pediatrist · 60
pedometer · 61
pedophilia · 188
penectomy · 239
periarterial · 24
pericardiocentesis · 237
pericarditis · 24
pericostal · 38
periderm · 24
periodontal · 41
periodontics · 41
periodontitis · 41
peripheral · 24
phagocyte · 86
plasmacyte · 235
plasmolysis · 235
pneumocephalus · 109
pneumococcus · 231
pneumonectomy · 109
pneumonia · 109
pneumonitis · 184
podalgia · 61
podiatry · 60
polyarthritis · 31

polyclinic · 24
polymyositis · 185
polyneuritis · 185
polyneuropathy · 24
polyphagia · 87
polyposis · 24
polyuria · 24
postgastrectomy · 25
postmenopausal · 121
postnasal · 51
postnatal · 25
postoperative · 25
postpartum · 25
precancerous · 202
pregnant · 25
prenarcosis · 155
prenatal · 25
preocular · 53
presbyopia · 57
proctitis · 90
proctocele · 90
proctology · 91
proctoplasty · 91
proctoptosis · 192
proctoscope · 91
progeria · 25
prognosis · 25
proptosis · 192
pseudoarthrosis · 25
pseudogene · 25
pseudoinfluenza · 25
pseudopod · 61
pseudopodium · 25
psychiatry · 160

INDEX

psychokinesis ·· 161
psychology ······ 161
psychopathy ··· 161
psychosis ······· 160
psychosomatic ·· 161
psychotherapy · 161
ptosis ··········· 192
pylorectomy ····· 88
pylorodiosis ····· 88
pyloromyotomy · 89
pyloroplasty ····· 89
pylorospasm ···· 89
pylorostenosis ·· 89
pylortis ·········· 89

R

radiograph ······ 240
reaction········· 25
rectectomy ······ 91
rectocele ········ 90
rectoscope ······ 91
rectotomy ······· 91
reflex ··········· 25
regeneration ···· 25
relapse ········· 25
renogram········ 92
renomegaly ····· 93
renovascular ···· 93
retroflexion ······ 26
retrograde ······· 26
retroocular······· 53
retroplasia ······· 26
retroposition ···· 26
rhinitis ·········· 62
rhinology ········ 62

rhinopharyngitis 63
rhinoplasty ······ 63
rhinorrhea······· 63
rhinoscope ······ 63
rhinotomy ······· 63

S

sarcopenia ······ 186
sclerectomy ···· 163
scleritis ········· 163
scleroderma · 43, 163
sclerokeratitis ·· 163
sclerosis········ 162
sclerotome ····· 245
semiaquatic ····· 26
semiconductor · 26
semiplacenta ···· 26
semisolid ········ 26
sinistrocardia ·· 103
somatalgia ······ 227
somatotropic··· 227
spasmogen ····· 164
spasmolysis ···· 164
spasmophilia ··· 165
staphylococcus 231
steroid ·········· 166
stethoscope ···· 242
stomatitis ······· 64
stomatocyte ····· 65
stomatogastric · 65
stomatology ····· 65
stomatoplasty ··· 65
stomatoscope ··· 65
streptococcus · 230
subacute ········ 26

subarachnoid ··· 26
sublingual ······· 26
substernal ······ 26
superior ········· 27
supersonic ······ 27
superstructure · 27
supracostal ····· 27
supranasal ······ 51
suprarenal ······ 93
symbiosis ······· 27
sympathetic ····· 27
sympathicopathy
················· 27
symptom ········ 27
synapse ········· 27
synchondrosis ·· 27
syndactylism ···· 27
syndrome ········ 27
synesthesia ····· 181

T

tachypnea ······· 109
tenalgia ········· 169
tendinitis ······· 168
tendinopathy ··· 169
tendon ·········· 168
tenolysis ········ 169
tenorrhaphy ···· 169
tenotomy ········ 169
testosterone ···· 167
thermalgia ······ 171
thermography ·· 171
thermophile ····· 189
thermotherapy · 170
thoracoscopy ·· 243

thrombocytopenia
.... 186

thrombocytosis ·· 206
tomography ···· 241
tonsillitis ········· 185
toxemia ·········· 179
toxicology ······· 229
toxicosis ········· 228
toxoplasmosis · 229
transformation ·· 27
transfusion ······· 27
transgene ······· 183
transmission ···· 27
transplant ········ 27
transvaginal ···· 131
trophoblast ····· 201
trophocyte ······ 173
trophoneurosis · 173
tympanal ········· 66
tympanectomy ·· 66
tympanitis ········ 67
tympanocentesis · 67
tympanometry ··· 67
tympanoplasty ·· 67
tympanotomy ··· 67
tympanum ······· 66

U

unicellular ······· 204
unicorn ············ 23
unilateral ········· 23
unioval ············ 23
unipara ··········· 23
ureapoiesis ····· 129
uremia ··········· 179

ureterolithiasis · 217
urethrocystograph
.... 115
urography ······· 129
urolithiasis ······ 217
uroscopy ········ 243

V

vagina ············ 130
vaginectomy ··· 131
vaginitis ········· 130
vaginoplasty ···· 131
vaginosis ········· 131
vaginotomy ····· 131
vascular ········· 110
vasculitis ········ 111
vasculogenesis · 111
vasculopathy ··· 111
vasoconstriction ·· 111
vasoplasty ······ 111
vasospasm ····· 165
vertebra ·········· 68
vertebrarterial ··· 69
vertebrate ········ 68
vertebrectomy ·· 69
vertebroplasty ·· 69

X

xerostomia ······· 64

Z

zoophilia ········· 189

【著者】
清水建二（しみずけんじ）
　東京都浅草生まれ。埼玉県立越谷北高校を卒業後、上智大学文学部英文学科に進む。ガイド通訳士、東進ハイスクール講師、進学の名門・県立浦和高校などで教鞭を執る。基礎から上級まで、わかりやすくユニークな教え方に定評があり、生徒たちからは「シミケン」の愛称で絶大な人気を博した。現在は、40年間の英語指導経験を活かし、様々な英語教材を開発しながら、英語講師として一般社会人を対象に語源をテーマに講義を行っている。
　著書は大ベストセラー「英単語の語源図鑑」（共著・かんき出版）、累計40万部突破の「英会話1秒レッスン」シリーズ（成美堂出版）、ベストセラー「くらべてわかる英単語」（大和書房）など80冊を超える。2017年4月より、「Asahi Weekly」で毎週、コラムを連載している。
【監修】
植村健司（うえむらたけし）
　ハワイ大学医学部老年科　助教　米国内科／老年科／ホスピス・緩和医療科専門医
丸山洋二郎（まるやまようじろう）
　順天堂大学医学部　助教
【イラスト】
すずきひろし（原案）、よねやまゆうこ（作画）
　　　　NDC490　255p　19cm

語源図解（ごげんずかい）　からだと健康の英単語（けんこうえいたんご）

　　2020年2月26日　第1刷発行

著者　　　　清水建二（しみずけんじ）
監修　　　　植村健司（うえむらたけし）／丸山洋二郎（まるやまようじろう）
発行者　　　渡瀬昌彦
発行所　　　株式会社 講談社
　　　　　　〒112-8001　東京都文京区音羽2-12-21
　　　　　　　　販売　　（03）5395-4415
　　　　　　　　業務　　（03）5395-3615
編集　　　　株式会社 講談社サイエンティフィク
　　　　　　代表　矢吹俊吉
　　　　　　〒162-0825　東京都新宿区神楽坂2-14　ノービィビル
　　　　　　　　編集　　（03）3235-3701
本文データ作成　株式会社 廣済堂
カバー・表紙印刷　豊国印刷 株式会社
本文印刷・製本　株式会社 講談社

Printed in Japan
ISBN978-4-06-518443-1